101

d 30.

AF500365

T. 2332.
C.h.

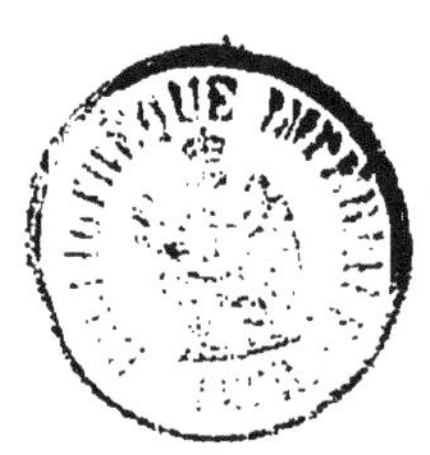

MANUEL

DE DIAGNOSTIC

DES MALADIES DU COEUR,

Paris. — COSSON, IMPRIMEUR DE L'ACADÉMIE ROYALE DE MÉDECINE,
rue Saint-Germain-des-Prés, 9.

MANUEL

DE DIAGNOSTIC

DES

MALADIES DU COEUR,

PRÉCÉDÉ DE

RECHERCHES CLINIQUES

POUR SERVIR A L'ÉTUDE DE CES AFFECTIONS;

Par le docteur Félix ANDRY,

Ancien chef de clinique à l'hôpital de la Charité.

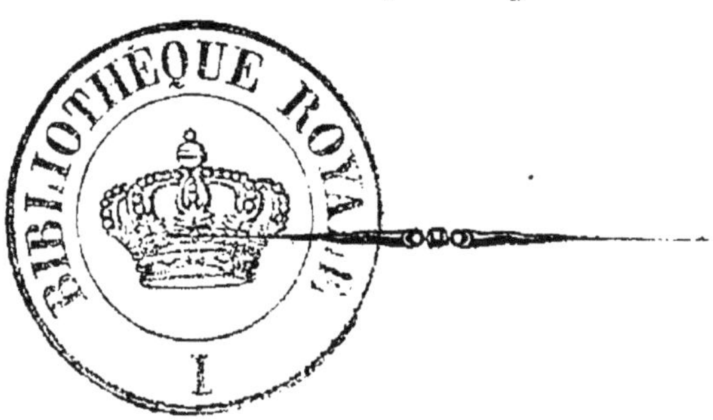

PARIS,

GERMER-BAILLIÈRE, LIBRAIRE,

RUE DE L'ÉCOLE DE MÉDECINE, 17.

1843.

A

M. J. BOUILLAUD,

PROFESSEUR DE CLINIQUE MÉDICALE
A LA FACULTÉ DE MÉDECINE DE PARIS,
MEMBRE DE L'ACADÉMIE ROYALE
DE MÉDECINE, ETC., ETC.

Hommage de souvenir et de reconnaissance,

F. ANDRY.

PRÉFACE.

On a, depuis quelques années surtout, beaucoup écrit sur le cœur. Serait-ce une raison pour ne plus appeler l'attention du public sur ce sujet? Peut-être ; si tous les problèmes qui se rattachent à cette étude étaient aujourd'hui résolus ; si toutes les questions en litige étaient vidées ; si, sur tous les traits principaux de l'histoire physiologique et clinique du cœur, un *consensus* universel avait remplacé le désaccord qui, si longtemps, enraya les progrès de la science. Mais il n'en est point ainsi : on peut le dire même, peu d'organes semblent prêter encore, autant que le cœur, aux dissidences, aux discussions les plus multipliées : pour qui veut aborder cette partie de notre art, pour qui même souvent lui a consacré de longues recherches, il y a doute, hésitation entre les systèmes les plus divers, et bien peu de foi en matière de diagnostic.

Ce scepticisme, cette incrédulité, constituent à mes yeux un délit d'anachronisme. Je le dis avec conviction : et c'est cette heureuse croyance en la sûreté de nos moyens actuels d'exploration, c'est le besoin de proclamer tout haut ce que peut la science sur un terrain où il n'est plus permis de dire qu'elle ne marche qu'au hasard, qui m'ont fait ajouter cet opuscule à ceux qui l'ont devancé, partis d'ailleurs, pour la plupart, d'écoles différentes ou même contraires.

Je sais que, parmi ces derniers eux-mêmes, il en est qui annoncent aussi cette foi intime à la validité de leurs théories, cette assurance qu'à eux seuls appartient ce fil d'Ariane sans lequel l'étude clinique du cœur est un dédale où l'on s'égare. Entre eux et nous le public jugera. Ce débat, ce me semble, est bien digne de son intérêt.

Du reste, une autre idée a présidé à ce travail : le désir de simplifier, autant que possible, une étude qui si souvent, en effet, n'est qu'aride et rebutante, hérissée qu'elle est, et des difficultés qui lui sont propres, et surtout de celles que lui ajoute un mauvais système d'observation.

Cet opuscule s'adresse donc, et aux médecins, qui y trouveront un recueil de faits cliniques dont l'analyse, contrôlée par les autopsies, leur démontrera à quel degré de précision peut s'élever aujourd'hui le diagnostic des maladies du cœur ; et aux élèves, qui, dans ce *Manuel de diagnostic*, apprendront comment on arrive à ces résultats pratiques, véritable conquête de la clinique contemporaine.

RECHERCHES CLINIQUES

POUR SERVIR AU DIAGNOSTIC

DES MALADIES ORGANIQUES DU CŒUR.

De toutes les maladies dont les progrès de la médecine ont, dans ces derniers temps, perfectionné le diagnostic, il en est peu, à mon avis, qui puissent le disputer sous ce rapport aux maladies organiques du centre circulatoire. Telle est du moins la conclusion qui ressort pour moi d'une série d'observations que j'ai recueillies dans les salles de M. le professeur Bouillaud pendant près de six années consécutives, soit comme simple témoin des succès pratiques de ce professeur, soit surtout, pendant les deux dernières années, en qualité de chef de clinique. Je dirais même que le diagnostic de ces affections me paraît offrir aujourd'hui, dans la majorité des cas, un degré de précision presque mathématique, si je ne craignais, par cette assertion anticipée, de me donner, aux yeux de certains de mes lecteurs, une apparence d'exagération. Et, en effet, les dissentiments qui partagent encore la plupart des praticiens, relativement à la théorie des bruits normaux du cœur, ont ce fâcheux résultat, que, pour plusieurs d'entre eux, les bruits morbides de cet organe, auxquels surtout, comme nous le verrons, le diagnostic doit aujourd'hui sa certitude, sont loin d'avoir toute la valeur séméiologique qui leur appartient à si bon droit, et qu'il en est parmi eux pour lesquels il semble que tout soit mystère encore dans cette partie de notre science. L'un d'entre eux, dont je suis loin sans doute de contester le talent d'observation, n'a-t-il pas dit *qu'on ne peut expliquer par la théorie de M. Roannet, pas plus que par les autres, tous les bruits anormaux qu'on entend dans le cœur, et arriver ainsi au diagnostic spécial de la maladie?* (*Pathologie générale* de M. le professeur Chomel, 3e édit., 1841.)

Je vais soumettre cette affirmation au contrôle des faits. Je vais rechercher si la science ne possède pas au contraire des moyens d'exploration à l'aide desquels les lésions du cœur peuvent être non-seulement constatées dans leur ensemble, mais souvent décomposées par l'observateur jusque dans leurs détails anatomiques, et si le plus fidèle et le plus précis de ces moyens ne serait pas l'auscultation appuyée sur la théorie de M. Roannet, théorie qui, mise ainsi en rapport avec les faits pathologiques, si elle nous les explique tous, en recevra par cela même une éclatante confirmation.

Après cette partie clinique proprement dite, j'aborderai l'étude succincte des moyens d'investigation eux-mêmes qui nous auront fourni nos principaux diagnostics; je noterai leur valeur respective, leur portée séméiologique, de manière à ce que ceux qui voudront se livrer à leur tour à une étude approfondie des maladies du cœur trouvent dans ce résumé une sorte de précis de diagnostic. Enfin je signalerai l'utilité pratique de ces recherches et je montrerai que, loin d'avoir pour unique résultat la satisfaction stérile d'une vaine curiosité, elles sont susceptibles d'applications thérapeutiques de la plus haute importance.

Au reste, je le répète à dessein, ce sont des recherches cliniques que je prétends livrer à la publicité; je vais revoir avec mon lecteur une suite de faits que nous interrogerons ensemble, passant graduellement des plus simples aux plus complexes, les analysant tous avec le même soin et empruntant aux uns de quoi éclairer l'histoire des autres ; et puis, tandis que tous ces faits nous apporteront ainsi tout ce qu'ils peuvent nous donner de documents et de lumières pratiques, tout en recueillant soigneusement les résultats de cet examen, tout en rassemblant ces matériaux épars, ces acquisitions successives, nous ne manquerons pas de constater les déficits que nous pourrons rencontrer; nous verrons ainsi tout à la fois et ce que la science possède et ce qui lui manque encore; et cette sorte d'inventaire, si je puis ainsi m'exprimer, ce rapprochement comparatif de nos richesses et de nos lacunes, aura, je l'espère, cet avantage, de montrer à certains observateurs que nous sommes moins pauvres qu'ils le supposent, et d'indiquer à d'autres ce que pourtant il nous reste encore à acquérir, enfin de n'en appeler que plus hautement le zèle de tous et de diriger plus convenablement les efforts de ceux qui veulent se dévouer au développement de notre art.

Tel est en résumé le but essentiel de ce mémoire.

PREMIÈRE PARTIE.

Exposé des faits.

Avant d'aborder notre revue clinique, je crois nécessaire d'établir ici d'abord aussi succinctement que possible la théorie qui va nous servir de guide dans l'appréciation des bruits du cœur. Ici, plus peut-être que dans toute autre question, une connaissance précise de l'état normal doit nécessairement précéder l'étude de l'état morbide.

Quatre éléments doivent être admis, suivant nous, dans la production des bruits du cœur :

1° Choc de la pointe de l'organe contre la paroi pectorale ;

2° Glissement l'un sur l'autre des deux feuillets opposés du péricarde ;

3° Frottement de la colonne sanguine à l'intérieur des cavités du cœur ;

4° Enfin redressement brusque des valvules, claquement valvulaire.

De ces quatre conditions, la dernière est la condition essentielle, prédominante. Mais, si les trois autres sont habituellement masquées par elle, si chacune des trois premières est normalement aphone, il n'en est pas moins vrai que, dans des circonstances pathologiques, chacune d'elles aussi peut prendre à son tour cette prédominance d'action. C'est un fait que quelques exemples vont démontrer, et dont il faut par conséquent tenir le plus grand compte dans l'appréciation des bruits morbides qui nous occupent.

Ainsi, 1° *le choc de la pointe du cœur* se fait, selon nous, habituellement sans bruit bien notable; mais, dans les cas pathologiques, nous verrons ce choc, par son exagération, produire tantôt un bruit sourd, mat, bruit à part, facile à distinguer, bien différent, pour le dire en passant, des bruits habituels du cœur, et tantôt un tintement particulier, le tintement auriculo-métallique, bruit de peu de valeur symptomatique, comme nous le verrons plus tard, et, disons-le par avance, compatible en effet avec l'état normal.

2° *Le glissement des feuillets du péricarde.* Tant que ces deux feuillets sont lubréfiés, humides, parfaitement polis, aucun bruit ne résulte de leur frottement; mais que ce poli s'efface, que des fausses membranes se déposent sur leurs faces opposées, immédiatement, et par cela seul, nous aurons un bruit morbide que je dois aussi me contenter d'indiquer ici.

3° *Frottement de la colonne sanguine à l'intérieur des cavités du cœur.* Même observation : ce frottement n'est pas pour nous, à l'état normal, une cause de bruit perceptible; l'endocarde, membrane lisse, facilite trop bien ce frottement pour qu'il détermine un bruit notable; mais si cet endocarde s'épaissit partiellement, s'il se hérisse de végétations, s'il s'incruste de plaques crétacées, si les orifices se rétrécissent, etc., toutes ces conditions nouvelles, en exagérant le frottement de l'ondée sanguine, deviennent autant de causes puissantes de bruits pathologiques.

C'est même à cette cause que se rapportent tous les bruits produits par un dérangement quelconque dans notre quatrième condition, le *claquement valvulaire,* toutes les lésions des valvules, quelles qu'elles soient, ne produisant un bruit notable que par suite d'une exagération de frottement.

Un mot encore sur ce claquement, tel qu'il se passe à l'état normal, et nous aurons terminé ces considérations préliminaires.

Les bruits du cœur se partagent en deux temps ou bruits successifs bien distincts. Que se passe-t-il au premier temps? Prenons le cœur gauche pour exemple; ce que nous dirons du cœur gauche étant applicable au cœur droit dont les mouvements sont, comme on le sait, exactement synchroniques. Au premier temps le ventricule gauche se contracte et la colonne sanguine comprimée s'échappe en grande partie par l'orifice aortique béant, tandis qu'une petite partie va battre contre la valvule bicuspide, et, par ce choc, contribue à la redresser et à se fermer ainsi à elle-même toute issue vers l'oreillette. C'est ce redressement brusque de la valvule bicuspide qui produit le premier bruit.

M. Bouillaud ajoute à ce redressement la rencontre des lames valvulaires qui se frappent, dit-il, par leurs lames opposées. J'avoue qu'il m'a toujours été difficile de tenir compte de cette circonstance, et cela sans doute parce que je m'explique un peu différemment le mécanisme du jeu valvulaire. D'après M. Bouillaud, le redressement des valvules auriculo-ventriculaires serait produit non-seulement par le choc de l'ondée sanguine, mais surtout par l'action des cordes tendineuses qui vont aboutir aux valvules et qui auraient ainsi pour double usage, 1° de redresser et de tendre ces lames mobiles en exerçant une traction sur elles de la circonférence au centre, et 2° de s'opposer, une fois ce redressement opéré, à ce qu'elles soient renversées par le choc du sang vers l'oreillette correspondante. De ces deux usages, j'avoue que le second m'a toujours paru le principal. Comment, en effet, concevoir que des tendons fixés plus ou moins perpendiculairement sur la face ventriculaire des valvules puissent avoir pour effet en se raccourcissant de les ramener à la direction horizontale? N'est-il pas plus naturel de ne voir dans ces cordes tendineuses qu'un ingénieux accessoire, complément d'ailleurs nécessaire d'une pompe aspirante et foulante, mais qui n'a d'autre destination que de soutenir l'une des soupapes de cette pompe, de lui prêter un solide appui et une résistance suffisante contre l'effort du liquide qui vient battre contre elle? Si cette théorie est vraie, l'appareil tendineux sera d'autant plus robuste que la valvule devra soutenir une plus rude impulsion. C'est en effet ce qui a lieu : car remarquons que la valvule bicuspide est desservie de cette façon par les deux colonnes les plus vigoureuses et qu'elle reçoit l'insertion de vingt-cinq tendons environ, l'infériorité bien évidente du système tendineux de la valvule tricuspide étant en rapport avec les contractions moins puissantes du ventricule droit. Si d'ailleurs un appareil tendineux était nécessaire à l'occlusion valvulaire, pourquoi les valvules aortiques et pulmonaires en seraient-elles dépourvues? Les orifices artériels n'exigent-ils pas une occlusion tout aussi exacte que les orifices auriculo-ventriculaires? Ne voyons dans les cordes tendineuses qu'un moyen de résistance et non un appareil de clôture, et l'absence que nous venons de signaler ne nous étonnera plus quand nous songerons combien la force systolique des artères aorte et pulmonaire est peu de chose comparativement à la systole ventriculaire, combien elle est peu de nature à renverser du côté des ventricules ces valvules que, sous son influence, le sang vient de redresser par son mouvement de recul après les avoir renversées par son issue. Mais ceci nous amène à parler maintenant du second bruit.

Et, en effet, que se passe-t-il au second temps? Le ventricule se dilate : par cela même il y a tendance à ce que le sang s'y précipite. Or il peut s'y précipiter de deux côtés : 1° du côté de l'oreillette, et rien ne s'y oppose, car cette sorte d'aspiration exercée par le ventricule dilaté abaisse vers son intérieur la valvule bicuspide, et le flot sanguin contenu dans l'oreillette entre alors librement dans la cavité ventriculaire ; 2° cette aspiration dont je parle s'exerce aussi sur le sang déjà passé dans l'aorte ; une partie de ce sang revient donc sur elle-même, obéissant ainsi et à l'appel du ventricule et à la pression exercée par la paroi élastique de ce gros vaisseau ; mais le retour de cette ondée rétrograde a immédiatement pour effet tout à la fois et pour obstacle le redressement des valvules aortiques, aspirées elles-mêmes du côté de la cavité ventriculaire, et ce redressement brusque des valvules aortiques est la cause du second bruit. Ainsi donc : premier bruit, claquement bicuspide ; second bruit, claquement aortique. Remarquons cependant, et cela plus encore dans l'intérêt du cœur pathologique que du cœur normal, qu'au moment où l'un de ces deux appareils valvulaires se redresse, où l'un de ces deux orifices se ferme, l'autre appareil valvulaire s'abaissant, l'orifice correspondant est traversé par un jet de sang, l'orifice aortique au premier temps, l'orifice bicuspide au second temps, et que cette condition elle-même est si favorable à la production d'un bruit nouveau que, même physiologiquement, pour peu qu'elle s'exagère, pour peu que la colonne sanguine, par exemple, soit expulsée avec trop de vitesse par l'orifice aortique, un bruit accessoire pourra avoir lieu au premier temps ; exemple : ce souffle léger, moelleux, aortique, que l'on entend quelquefois au premier temps chez un individu qui vient de faire une course rapide, souffle que plus d'une fois, pour ma part, j'ai constaté chez des malades au moment même de leur arrivée à l'hôpital et que je ne retrouvais plus après quelques heures de repos. Mais, dira-t-on, si la vitesse de l'ondée sanguine suffit à la production d'un souffle, pourquoi celui-ci ne se produit-il qu'à l'orifice de l'aorte et jamais à l'orifice bicuspide? Pourquoi n'existe-t-il qu'au premier temps et jamais au second? Il y a, suivant moi, deux raisons de ce fait : la première est que le sang doit s'échapper du cœur plus vite qu'il n'y arrive, la systole ventriculaire qui l'en expulse étant plus puissante que la systole auriculaire qui l'y fait pénétrer, tout aidée qu'elle puisse être de l'aspiration diastolique dont je parlais tout à l'heure. La deuxième raison est la différence dans les dimensions normales des deux orifices, la circonférence de l'aortique étant de 7 centimètres seulement et celle de l'orifice bicuspide de 10 centimètres 1/2. On conçoit que le premier plus que le second ne pourra se rétrécir sans qu'il en résulte un effet perceptible.

Rappelons enfin que, des deux bruits du cœur, le premier est normalement un peu sourd, un peu prolongé, le deuxième plus court et plus clair ; car dans cette différence elle-même existe une nouvelle preuve à l'appui de la théorie du claquement valvulaire. En effet, le premier bruit est sourd, parce que les valvules bicuspide et tricuspide n'ont d'autre corps ambiant pour propager leur vibration que les parois charnues du cœur lui-même, et parce que d'ailleurs les cordes tendineuses qui aboutissent à chacune d'elles, raidies et par la contraction des colonnes charnues qui les mettent en jeu et par le fait même du redressement de ces valvules, en amortissent probablement et en éteignent en partie la vibration. La clarté du second bruit résulte des conditions tout opposées dans lesquelles se trouvent les valvules aortiques et pulmonaires, valvules tout à la fois dénuées de cordes tendineuses et adhérentes à deux tubes artériels éminemment élastiques et vibratiles.

J'arrive maintenant à nos faits cliniques.

Le nombre des affections organiques du cœur dont j'ai recueilli les observations s'élève à plus de soixante. Voulant considérer ici ces maladies principalement sous le point de vue du diagnostic, j'ai dû mettre de côté toutes celles qui n'ont pas reçu le contrôle de l'examen cadavérique. Cette condition réduit à une vingtaine environ les faits que je vais analyser.

Pour procéder, comme je l'ai dit, du simple au composé, je commencerai par un cas d'hypertrophie du cœur sans lésion des valvules assez notable pour avoir été signalée au diagnostic. Ces cas sont rares. On conçoit en effet que les valvules sont une partie assez essentielle du cœur pour que cet organe ne puisse s'hypertrophier, à un certain degré, sans que ces voiles membraneux y participent, et, d'après les détails dans lesquels nous venons d'entrer, il est facile de voir, que, pour nous, la moindre déformation, le moindre épaississement des lames valvulaires doit être exprimé par des bruits suffisants pour être transformés en signes diagnostiques.

OBS. 1. — *Hypertrophie simple sans lésions valvulaires notables. OEdème de la glotte.* — Un journalier de 44 ans est reçu, le 26 septembre 1840, au n° 16 de la salle Saint-Jean-de-Dieu. Cet homme est d'une constitution moyenne et d'un tempérament plus lymphatique que sanguin. Il y a vingt-un ans, travaillant dans une carrière, il fut écrasé par un éboulement, et sa poitrine, aujourd'hui encore un peu saillante en avant et déprimée notablement en arrière, semble porter ainsi les traces de cet accident qui retint le malade près de quatre mois à Saint-Louis, et fut traité par quatre-vingts sangsues sur le côté droit et trente au cou. Il y a cinq ans, il contracta ce qu'il nomme un rhume, sans mieux préciser cette maladie, qui exigea, dit-il, l'application de quinze sangsues sur la région précordiale. A part ces deux époques de sa vie antérieure, sa santé fut habituellement assez bonne. En ce moment même il n'accuse qu'un peu de dyspnée qui débuta il y a huit jours, un peu de toux sans expectoration, de la céphalalgie avec quelques étourdissements; du reste, aucun autre phénomène notable, pas d'anorexie, pas de fièvre, pas même de palpitations.

Je l'examine avec soin et voici les principaux résultats de cette exploration.

Intégrité des fonctions digestives; chaleur normale; pouls à 40-44, médiocrement développé, inégal, intermittent, irrégulier, la pulsation habituelle étant quelquefois suivie d'une pulsation plus petite qui lui succède immédiatement; pas de voussure précordiale, ni de matité anormale dans cette région, ni de frémissement vibratoire. Les bruits du cœur remarquables, par les mêmes anomalies de rhythme que le pouls, le sont de plus par leur timbre sec, légèrement parcheminé, mais sans souffle; ils s'entendent jusque sous la clavicule droite. La toux est assez rare, sans expectoration; pas de douleur de poitrine; la résonnance et la respiration sont bonnes en avant; en arrière idem, à droite, si ce n'est à la base où l'on entend un râle sous-crépitant à bulles assez nombreuses, râle qui se retrouve dans tout le côté gauche, accompagné, de ce côté, d'un peu d'obscurité dans la résonnance; un peu de céphalalgie et de lourdeur de tête; un peu d'œdème à la partie inférieure de la jambe droite; le malade a pu venir à l'hôpital à pied assez facilement.

En présence des symptômes que nous venons d'exposer, que diagnostiquer? Une lésion aiguë de l'appareil respiratoire? Cette idée était peu compatible avec le chiffre des pulsations. Au reste, disons-le par anticipation, nous avions affaire ici à un œdème pulmonaire, maladie peu commune en tant que maladie active, peu étudiée jusqu'à présent, et dont l'idée, je l'avoue, ne s'offrit pas à mon esprit.

M. Bouillaud qui, le lendemain matin, répéta l'examen, resta dans le même doute de ce côté. Il prescrivit cependant une saignée de trois palettes, une tisane pectorale, un julep et le quart. Quant au cœur, qu'étions-nous en droit d'admettre, d'après les signes que je viens d'énumérer, si ce n'est une hypertrophie moyenne sans lésion grave des valvules? et encore cette hypertrophie, nous ne la supposâmes qu'avec une certaine réserve, privés que nous étions, et cela peut-être par suite de la déformation accidentelle de la poitrine, de ses signes les plus ordinaires, qui sont, comme nous le verrons, l'agrandissement de la matité, la voussure précordiale, le déplacement de la pointe du cœur, et ayant ici, pour tous symptômes de cet état morbide, les irrégularités du pouls, et le timbre parcheminé des bruits, caractère que nous verrons répondre toujours à un certain épaississement des valvules, assez rare sans hypertrophie du cœur lui-même.

Les jours suivants, l'état du malade est stationnaire. Le sang de la saignée a été normal. On a appliqué en arrière de la poitrine un emplâtre de poix de Bourgogne émétisé. Du reste, les phénomènes stéthoscopiques persistent; le pouls devient plus régulier, mais aussi il est plus tendu, un peu vibrant, il s'élève même peu à peu à 60-64. En même temps, l'infiltration des extrémités inférieures augmente insensiblement, le scrotum lui-même s'œdématie.

Le 16 octobre, le malade se plaint d'être plus souffrant. Depuis la veille, il éprouve un mal de gorge assez intense, sa voix est gutturale; la déglutition douloureuse; rougeur assez vive de l'arrière-bouche avec gonflement de la luette, sans gonflement des amygdales; visage assez animé; chaleur de la peau modérée, mais le pouls à 80 avec quelques intermittences; on prescrit 30 sangsues au cou.

A ma visite du soir, je trouve le malade assis sur son

lit, en proie à une dyspnée assez marquée ; l'inspiration un peu sifflante. Je n'entends, en auscultant la poitrine, qu'un ronchus qui paraît avoir son point de départ dans le larynx Il y a de l'anxiété. La peau est plus chaude, et le pouls à 96–100. Les piqûres des sangsues saignent encore. Je fais néanmoins pratiquer une saignée de quatre palettes et appliquer des sinapismes aux pieds. Malgré ces moyens, la dyspnée persiste et le malade succombe à une heure du matin.

Autopsie. L'épiglotte est d'abord remarquable par son épaississement comme œdémateux, épaississement auquel participent les parties environnantes et notamment les ligaments aryténo-épiglottiques. On incise ces diverses parties, et il s'en écoule un pus jaunâtre, récemment formé, infiltrant le tissu cellulaire ambiant. La glotte est sensiblement rétrécie ; les cordes vocales sont boursouflées, œdémateuses, sans trace de suppuration ; les cavités ventriculaires sont effacées ; la muqueuse laryngo-trachéale est assez pâle. Les poumons, assez souples et crépitants, sont seulement engoués postérieurement et infiltrés d'une sérosité assez abondante.

Le cœur est remarquable par son volume, l'hypertrophie affectant spécialement le ventricule gauche.

Léger épaississement de la valvule bicuspide. Les valvules aortiques ont leur minceur normale, on remarque seulement que le tubercule d'Arontius de chacune d'elles est un peu plus développé et plus dur que normalement. Tout l'endocarde et l'origine de l'aorte et de l'artère pulmonaire sont d'un rouge assez vif, ne disparaissant que faiblement par le lavage.

Cette observation, que j'ai cru devoir reproduire tout entière en faveur de son intérêt, pourrait donner matière à de nombreuses réflexions, surtout relativement à l'œdème du poumon; mais n'oublions pas que, pour nous, ce que nous y cherchions spécialement c'était le diagnostic de l'affection du cœur. Remarquons donc que l'autopsie est venue vérifier pleinement les indications symptomatologiques. Les signes notés pendant la vie étaient ceux de l'hypertrophie simple, ils indiquaient à peine un peu d'épaississement des valvules. La nécropsie a tenu à cet égard les promesses du diagnostic, sans aller au delà, mais sans rester en deçà. Je me contenterai de cette remarque. J'ajouterai seulement, quant à la cause de la maladie, qu'il nous est permis d'hésiter entre une violence extérieure et une affection thoracique aiguë, cette deuxième cause me paraissant plus probable que la première.

Obs. 2. — *Lésion auriculo-ventriculaire gauche exclusivement avec insuffisance.* Laurence Bavaux, âgée de 39 ans, journalière, entre dans notre service le 22 septembre 1840. Malade depuis six mois spécialement, cette femme est atteinte de tuberculisation aux deux sommets et surtout à droite. Après en avoir acquis la certitude, je passe à l'examen du cœur. La malade dit n'être pas sujette aux palpitations ; le pouls est peu développé, mais cette circonstance est en rapport avec la maigreur générale; la matité précordiale est normale; il n'y a ni voussure ni frémissement vibratoire; je suis donc fort étonné d'entendre, en appliquant l'oreille sur la région du cœur, un bruit de souffle assez rude paraissant tout d'abord n'exister qu'au second temps, mais se prononçant d'autant mieux qu'on se rapproche davantage de la région auriculo-ventriculaire gauche, et, dans ce point, masquant les deux temps, ne se prolongeant d'ailleurs ni dans les carotides, ni même dans le trajet de l'aorte. D'après ces signes, je n'hésite pas à annoncer qu'il existe là une lésion de la valvule auriculo-ventriculaire gauche exclusivement, accompagnée seulement à peine d'un peu d'hypertrophie du cœur, la valvule malade devant être nécessairement insuffisante. Je m'explique le double souffle en disant : la colonne sanguine frotte contre cette valvule épaissie, boursouflée, incomplètement mobile, 1° quand une partie de cette colonne, sous l'influence de la systole ventriculaire, reflue dans l'oreillette par cet orifice mal fermé (souffle du premier temps) ; 2° quand cette colonne tout entière, sous l'influence de la systole auriculaire et surtout de l'aspiration diastolique du ventricule gauche, entre dans ce ventricule par un orifice mal ouvert (souffle du second temps) : et si ce second souffle est plus marqué que le premier, cela tient à ce qu'il est produit par le frottement de toute l'ondée sanguine, le premier n'étant que le résultat du frottement d'une partie de cette ondée. De cette différence d'intensité entre les deux souffles, il résulte que le premier, plus faible, cesse de se faire entendre à quelque distance de son siége et est alors masqué par le claquement de la valvule tricuspide, tandis que le second, plus fort, existe encore dans la région même où le claquement des valvules aortiques et pulmonaires pourrait le remplacer. Il y a de cette manière souffle au second temps dans toute la région précordiale et aux deux temps dans la région de l'orifice malade seulement.

Un mois après son entrée, la malade succomba aux

progrès de la phthisie, et, pour ne parler que de ce qui nous occupe ici, voici ce que nous trouvâmes à l'autopsie : le cœur d'un volume normal, un peu exagéré peut-être, eu égard à la maigreur du sujet et à l'affection tuberculeuse ; les cavités droites distendues par des caillots récents ; les orifices tricuspide et pulmonaire parfaitement sains ; les valvules aortiques très saines aussi, très minces, normales ; *la valvule auriculo-ventriculaire gauche épaissie, insuffisante ; elle représente une sorte de bourrelet fibro-cartilagineux.*

Je le demande, un fait de cette nature n'est-il pas une preuve sans réplique de la validité de notre théorie ? Remarquons en passant cette particularité, que certains désordres graves du cœur peuvent exister quelquefois sans troubles fonctionnels bien notables et, en quelque sorte, à l'insu même de ceux qui en sont affectés.

OBS. 3. — *Lésion des valvules aortiques sans insuffisance.* Anne Prudhomme, 70 ans, blanchisseuse, entre, le 19 mai 1841, salle Sainte-Madeleine, n° 10. C'est une femme d'une constitution forte, d'un tempérament sanguin, n'ayant été atteinte, dans le courant de sa vie, que de trois ou quatre maladies qu'elle précise mal, mais qu'elle assure n'avoir été ni rhumatismes, ni fluxions de poitrine. Depuis deux mois elle est sujette à de la céphalalgie, des malaises, de la dyspnée, des palpitations, un peu de toux, et, depuis trois semaines, il s'y est ajouté du gonflement dans les membres inférieurs.

Je l'examine avec soin à son entrée et voici ce que je note du côté de la circulation : le pouls est à 68, médiocrement développé, régulier. La région précordiale, masquée en grande partie par le volume du sein, ne paraît offrir ni voussure, ni matité anormale, ni frémissement. Les battements du cœur sont profonds, peu sensibles à la main ; ses deux bruits, difficiles à entendre par suite de l'embonpoint considérable de la malade, sont bien séparés, mais le premier est accompagné d'un souffle un peu rude, assez prolongé, s'entendant à son maximum dans la région de l'orifice aortique et de l'aorte ascendante et se propageant dans les carotides sans y être mêlé de bruit de diable. La malade dit éprouver de temps en temps des palpitations même dans l'état de repos : son sommeil est souvent troublé par des réveils en sursaut. Les deux jambes, et surtout la droite, sont le siége d'un gonflement assez notable avec tension et même rougeur un peu érysipélateuse de la peau dans les deux tiers inférieurs. Pas d'ascite.

Quel fut ici notre diagnostic?

Hypertrophie médiocre du cœur avec lésion de l'orifice aortique spécialement sans insuffisance de cet orifice.

Motivons en quelques mots les différents termes de ce diagnostic. Et d'abord : *hypertrophie médiocre du cœur* ; il y a *hypertrophie*, car, comme nous le verrons tout à l'heure, il y a lésion valvulaire; or, celle-ci suppose presque constamment celle-là : *médiocre*, car il n'y a ni vibrance du pouls, ni matité, ni battements bien sensibles, etc.; *lésion de l'orifice aortique*, et, en effet, à quel temps correspond notre souffle? Au premier temps. Or, que se passe-t-il au premier temps? Le ventricule gauche se contracte, avons-nous dit, et la colonne sanguine s'échappe par l'orifice aortique sans que cet échappement soit accompagné d'aucun autre bruit que de celui qui résulte du redressement brusque de la valvule bicuspide. Nous avons ici un souffle au premier temps : qu'indique ce souffle? Un excès de frottement de la part de la colonne sanguine contre un des orifices du cœur : or, quel est cet orifice? Évidemment, au premier temps, ce peut être tout aussi bien l'orifice bicuspide incomplètement fermé, que l'orifice aortique incomplètement ouvert. Comment trancherons-nous donc cette difficulté? En examinant avec soin le point auquel répond le maximum de ce souffle : si ce souffle s'entend surtout vers la base du cœur, entre le mamelon et le sternum, s'il se prolonge le long de l'aorte ascendante et jusque dans les carotides, c'est à l'orifice aortique qu'il a son point de départ.

Mais nous avons dit que la lésion siégeait à l'orifice aortique *spécialement*. Pourquoi cette réserve qui semble indiquer la possibilité d'une lésion de l'autre orifice? C'est qu'à la rigueur cette complication n'est pas complètement impossible. L'embonpoint de la malade ne nous permettait pas d'analyser les bruits avec assez de précision pour que nous fussions bien assurés, en venant ausculter en dehors de la région bicuspide, que là aucune trace de souffle ne se mêlait plus au claquement de cette valvule. Il était donc permis de se demander si un peu d'insuffisance bicuspide ne coïncidait pas avec la lésion aortique.

Nous avons dit enfin : *sans insuffisance des valvules de l'aorte*. Pourquoi cela? Parce que le second bruit, c'est-à-dire le résultat du redressement de ces valvules, n'était mélangé d'aucun souffle, ce qui eût été inévitable si une portion de l'ondée sanguine avait pu rentrer dans le ventricule gauche par l'orifice aortique insuffisamment fermé.

Cette malade, que le repos et la digitale ramenèrent assez promptement à son état de santé habituel, prolongea son séjour dans notre salle où elle partageait les occupations de l'infirmière. Mais au bout de neuf mois environ elle fut prise d'une bronchite aiguë généralisée et elle succomba le 22 février. Pendant la longue durée de son séjour, je l'avais auscultée de loin en loin, et le souffle du premier temps ne m'avait offert aucune modification dans son siége. Voici ce que nous trouvâmes à l'autopsie :

Le cœur est enveloppé d'une couche de graisse fort épaisse. Abstraction faite de cette couche, son volume n'est pas beaucoup plus considérable que normalement. Cependant les oreillettes sont dilatées et le ventricule gauche évidemment hypertrophié. Les parois de ce ventricule ont une épaisseur de deux centimètres et demi vers la base (l'épaisseur normale moyenne est d'un centimètre et demi). De l'eau versée dans l'aorte reflue et conserve parfaitement son niveau. Cependant les valvules aortiques, quoique suffisantes et bien conformées, sont incrustées d'une matière dure, comme osseuse, criant sous le scalpel et disposée linéairement dans le sens de la direction verticale des valvules. La face interne de l'aorte est lisse et polie. L'orifice auriculo-ventriculaire gauche paraît normal. Sa valvule d'un rouge noirâtre par imbibition cadavérique est bien conformée et seulement un peu épaissie, surtout dans sa partie voisine des valvules aortiques. Elle n'est cependant ni fibreuse, ni ossifiée. Les valvules droites sont normales.

Ce cas n'est-il pas exactement analogue au précédent, et pour l'unité de lésion principale, et pour la concordance parfaite entre le diagnostic et l'autopsie ?

Obs. 4. — *Lésion des valvules aortiques exclusivement avec insuffisance.* — Une femme de 36 ans, lingère, fut reçue dans notre service (salle Sainte-Madeleine, n° 14), le 11 décembre 1841, atteinte d'une tumeur abdominale d'un diagnostic fort obscur et dont l'histoire nous entraînerait trop loin de notre sujet. Arrivons donc à ce qui, dans cette observation, doit être pour nous d'un intérêt prédominant et exclusif en ce moment, je veux dire l'examen du cœur. Ici encore, comme chez la malade de notre observation deuxième, rien ne devait faire pressentir l'existence d'une affection de cet organe. Pas de maladies antérieures, telles que rhumatismes ou fluxions de poitrine ; pas de palpitations, pas de dyspnée. Cependant nous entendons chez elle un double souffle bien distinct dans toute la région précordiale, mais surtout dans la région de l'orifice aortique et de l'aorte, souffle assez léger au premier temps, mais plus rude et plus prolongé au second temps, se propageant d'ailleurs dans les carotides, avec accompagnement de bruit de diable dans la carotide droite. Du reste, la région précordiale, couverte, il est vrai, par un sein assez volumineux, ne présente rien de bien notable. Le pouls est remarquable par sa petitesse.

Les développements auxquels je me suis arrêté dans le cas précédent me dispensent de motiver bien longuement le diagnostic de celui-ci. Qui ne voit, 1° d'après le siége du souffle, qu'il y a ici une lésion des valvules aortiques ; 2° d'après son existence au second temps, que cette lésion est accompagnée de l'insuffisance de ces valvules ? Avons-nous en même temps une hypertrophie considérable du cœur ? Non, sans doute : rien ne nous porte à l'admettre. Formulons donc maintenant notre diagnostic, et disons : *Hypertrophie moyenne du cœur, épaississement et déformation des valvules aortiques ayant pour résultat leur insuffisance;* ajoutons : *sans déformation notable de la valvule bicuspide.* Tels sont, en effet, les termes du diagnostic que je copie textuellement sur mon observation.

Voyons maintenant ce que nous rencontrâmes à l'autopsie qui eut lieu neuf jours après l'entrée de la malade.

Le cœur est assez volumineux, mais il présente extérieurement une quantité de graisse assez notable et, à l'intérieur, quelques concrétions noirâtres, mollasses, non organisées. Débarrassé de ces caillots et lavé, il pèse 355 grammes (environ 80 grammes de plus que son poids normal).

Le ventricule gauche est le siége à peu près exclusif de cette hypertrophie : ses parois ont plus de 2 centimètres d'épaisseur vers la base. Cependant les colonnes charnues ne présentent pas un développement proportionnel. Avant d'ouvrir ce ventricule, on a versé de l'eau dans l'aorte, et cette eau a pénétré de suite dans la cavité ventriculaire. En effet, les valvules aortiques sont épaissies, presque fibreuses, surtout à leur bord libre, qui est boursouflé, du reste sans adhérence entre elles, mais un peu ratatinées sur elles-mêmes. La circonférence de cet orifice est de 7 centimètres.

Au-dessus des valvules, la face interne de l'aorte présente des plaques rugueuses, inégales, d'un jaune très foncé, rudiment de plaques crétacées.

La valvule bicuspide est bien conformée, à peine un peu épaissie, ou plutôt ne présentant que de petites boursouflures partielles sous forme de petits points rougeâtres. La circonférence de l'orifice est de 9 à 10 centimètres. L'oreillette n'offre rien de remarquable. Il en est de même du cœur droit, qui est parfaitement normal. La circonférence de l'orifice pulmonaire est de 7 centimètres et demi, et celle de l'orifice tricuspide est de 10 à 11.

La concordance parfaite qui existe encore ici entre le diagnostic et l'autopsie n'a pas besoin d'être démontrée. Je ferai remarquer seulement ces plaques rugueuses qui existaient à la face interne de l'aorte. C'est une cause de frottement et, par conséquent, de souffle, à ajouter à celle que nous offre l'état des valvules aortiques. Notons aussi, en passant, ces petits points rougeâtres disséminés sur les bords de la valvule bicuspide. Je n'hésite pas à les considérer comme autant de concrétions fibrineuses, plastiques, fixées là, devenues adhérentes, vivant en quelque sorte d'une vie parasite, et qui, plus tard, n'eussent pas manqué d'être autant de noyaux de cartilaginifications ou d'ossifications, telles que nous en présentent souvent les valvules arrivées à un degré avancé de déformation. Remarquons enfin cette localisation de la maladie dans le cœur gauche. Au reste, les orifices de ce cœur lui-même, comme ceux du cœur droit, sont, pour leur circonférence, dans un rapport exact avec les mesures d'état normal établies par M. Bouillaud.

Obs. 5. — *Lésion des valvules aortiques spécialement, avec état crétacé de l'aorte.* — Un chargeur de roulage, âgé de 48 ans, d'une constitution très forte, d'un tempérament sanguin, fut reçu dans notre service le 27 décembre 1841 (salle Saint-Jean-de-Dieu, n° 17). La seule particularité importante que puisse nous fournir l'historique de ses antécédents, c'est que, en 1819, servant alors dans la cavalerie depuis 8 ans, il reçut un coup de pied de cheval dans la région antérieure externe des dernières fausses côtes gauches, ce qui l'obligea d'entrer à l'hôpital du Gros-Caillou. Traité par deux ou trois applications de sangsues et deux applications de ventouses scarifiées, il en sortit au bout de deux mois, voulut reprendre son service, mais ne put supporter les secousses de l'équitation, étant resté sujet à des palpitations et à des étouffements pour lesquels le baron Larrey le fit réformer. Depuis lors, sa santé fut généralement assez bonne, si ce n'est en 1821, où il fut atteint d'une maladie qu'il ne peut préciser, mais qui paraît n'avoir été ni fluxion de poitrine, ni rhumatisme. Depuis cette époque; comme antérieurement, il se livra à des occupations parfois pénibles et fatigantes qui souvent eurent chez lui pour résultat momentané des palpitations très fortes et des étourdissements.

Ce sont ces derniers phénomènes qui l'amènent à l'hôpital. Il s'y est ajouté, il y a quinze jours, une infiltration assez prononcée des membres inférieurs et supérieurs, des parties génitales, et du visage lui-même.

État actuel. Le visage présente encore quelques vestiges de la bouffissure indiquée. Pas d'ascite. Infiltration des membres inférieurs. Le pouls est à 68, vibrant, développé, résistant, *hypertrophique*, si l'on veut me passer cette expression. Voussure précordiale, diffuse, mais bien réelle, constatée au cyrtomètre (instrument dont je parlerai à l'article des moyens d'exploration) par une différence de deux degrés. La pointe du cœur soulève faiblement le sixième espace intercostal, un peu en dehors du mamelon. Battements de l'organe assez étendus, mais profonds, sans frémissement vibratoire en ce moment. La matité de 8 centimètres verticalement, de 9 environ transversalement. Dans toute la région précordiale, un double souffle remplace complètement les deux claquements. Vers l'orifice bicuspide les deux souffles sont assez courts, le second assez étroit, le premier mêlé d'un bruit mat, produit par le choc de la pointe mousse du cœur. Plus on s'approche de l'orifice aortique, plus les deux souffles se prononcent, celui du second temps est plus marqué que celui du premier ; tous deux sont rudes, raboteux, très prononcés dans tout le trajet de l'aorte ascendante et jusqu'au dessous des clavicules, sans claquement valvulaire en aucun point de la poitrine. Les sous-clavières et les carotides présentent des battements forts avec propagation du double souffle indiqué. Souffle aussi, mais simple et seulement par pression, dans l'aorte abdominale et dans les crurales. Dilatation bien marquée des veines jugulaires. Rien de bien notable pour l'appareil respiratoire, que du râle muqueux assez fin, à la partie inférieure et postérieure du poumon gauche.

Tels furent les signes constatés à l'entrée et confirmés le lendemain par l'examen de M. Bouillaud, qui ajouta seulement un frémissement vibratoire très faible dans les carotides et sous-clavières.

Quel fut notre diagnostic? *Hypertrophie considérable du cœur* (500 *à* 550 *grammes*). *Épaississement, déformation des valvules gauches avec insuffisance des aortiques. Hypertrophie et état crétacé de l'aorte et des artères en général.*

Tâchons maintenant de préciser avec soin les bases de ce diagnostic.

Hypertrophie considérable du cœur. Pouls vibrant. Voussure. Déplacement de la pointe du cœur. Battements étendus. Matité agrandie.

Poids du cœur de 500 *à* 550 *grammes*. Le poids moyen du cœur est de 260 à 280 grammes; nous avons ici une matité précordiale au moins double de l'état normal; nous pouvons donc supposer le poids de l'organe au moins double du poids normal. Ajoutons pourtant que ces évaluations ne sont jamais d'une rigueur mathématique, surtout quand le poids du cœur dépasse, comme nous le verrons pour celui-ci, les limites habituelles de l'hypertrophie elle-même. Dans des cas de ce genre, en disant ce que le cœur doit peser, on prétend dire que son poids atteint au moins ce chiffre, mais non qu'il ne le dépasse pas.

Epaississement, déformation des valvules gauches. Pas de claquement valvulaire ; donc les valvules sont, non-seulement épaissies, ce qui est toujours la première lésion qu'elles nous présentent, mais déformées.

Des valvules. Pourquoi toutes les deux ? Parce que nous n'entendons de claquement ni à l'un ni à l'autre temps ; parce que, à la place, nous entendons deux souffles. Remarquons cependant que cette duplicité de souffle n'est pas toujours la preuve d'une duplicité de lésion valvulaire ; le même orifice, s'il est insuffisant, pouvant produire un souffle à chaque temps. On conçoit, en effet, que, dans ce cas, le claquement normal de l'autre orifice pourra être masqué par le souffle du premier, pour peu que ce souffle soit prononcé. Mais, s'il est dans la nature d'un souffle d'être plus bruyant qu'un claquement valvulaire, il est aussi dans sa nature de se propager beaucoup moins loin que celui-ci. Ainsi donc, si de près le claquement est étouffé par le souffle, éloignez votre oreille du point de départ de ces deux bruits, auscultez au-dessus de la région précordiale, et il vous faudra quelquefois remonter jusque sous la clavicule droite elle-même ; mais alors le claquement reprendra ses droits, il redeviendra perceptible, parce que le souffle aura cessé de l'être, et dès que vous aurez bien saisi le temps précis de ce claquement, vous en conclurez avec assurance l'intégrité de la valvule correspondante.

Il y a pourtant un cas dans lequel cette précaution elle-même, ce contrôle de l'auscultation précordiale au moyen d'une auscultation plus ou moins lointaine, peut nous laisser en défaut. Ce cas, c'est celui de la coïncidence d'une lésion valvulaire du cœur droit, et par conséquent, d'un nouveau souffle, avec le claquement que je suppose être normal. Il se peut alors que ce souffle additionnel, en venant grossir le souffle de l'orifice gauche, se propage assez loin avec lui pour ne plus permettre, ou seulement à de rares intervalles, l'émergence du claquement normal. Cette coïncidence morbide, que je suppose en ce moment, va nous être en effet présentée par le fait lui-même que j'analyse. Nous verrons par l'autopsie qu'il existait ici une insuffisance de la valvule tricuspide, qu'ainsi donc c'était une cause de souffle, au premier temps, ajoutée à celle fournie par l'orifice aortique, et que ces deux souffles, en se grossissant l'un par l'autre, pouvaient bien masquer complètement le claquement, normal, par hypothèse, de la valvule bicuspide. Je dis par hypothèse, puisque rien jusqu'à présent ne nous met en droit d'admettre l'intégrité de cette valvule; mais je supprimerai cette restriction si j'ajoute que, pendant le séjour du malade à l'hôpital, un claquement normal devint distinct par intervalles au premier temps. Je vois cette particularité signalée pour la première fois le 25 février, dans les termes suivants dictés à la visite du matin : *mêmes bruits au cœur que le premier jour. On finit par distinguer le premier bruit sur les parties latérales du cou et dans le voisinage.*

On sera peut-être surpris de voir qu'un souffle, c'est-à-dire l'effet d'une cause constante, organique, varie ainsi sous le rapport de son intensité. C'est là un fait clinique d'observation journalière et dont je donnerai les raisons un peu plus tard en m'occupant des signes stéthoscopiques.

Je me suis arrêté à développer avec quelque étendue la portée séméiologique de notre double souffle et de l'absence habituelle de claquement valvulaire; et pourtant je ne voudrais pas quitter encore ce sujet sans avoir répondu à une objection qne l'on pourrait m'adresser. Un souffle double, ai-je dit, n'accuse deux orifices malades que s'il est double partout où on l'entend. S'il a pour siége un orifice unique, il y aura un point en dehors et plus ou moins loin de la région précordiale où le claquement normal qu'il masquait par son voisinage reparaîtra. Eh bien! ne doit-il pas en être ainsi dans tous les cas, que la lésion du cœur gauche soit unique ou soit double? Car si le claquement normal ne peut nous être fourni par l'une ni par l'autre des deux valvules gauches, ne pourra-t-il pas l'être par l'une au moins, sinon par l'une et l'autre; des deux valvules droites? Comment distinguerons-nous ce second cas du précédent?

J'avoue que je considère cette difficulté comme pouvant se rencontrer. Je crois que c'est là une cause d'erreur possible dans certains cas. Mais, j'ajoute que, si cette cause n'est pas impossible, du moins elle n'est pas fréquente. C'est ce que nous démontrera la suite de ces études cliniques. Cette rareté me paraît tenir à ce que les bruits normaux du cœur droit sont probablement moins bien frappés que ceux du cœur gauche, et cela, sans doute, par suite de la différence habituelle de la force de contraction relative des deux ventricules, soit à l'état normal, soit à l'état morbide. On conçoit, s'il en est ainsi, que ces bruits n'aient pas assez d'éclat pour s'étendre au delà de la sphère acoustique des souffles du cœur gauche.

Revenons maintenant à notre diagnostic. Nous avons

dit : *Insuffisance des valvules aortiques*. Pourquoi cela? Par ce double motif, que le maximum du souffle répond au second temps et à la région de l'orifice aortique.

Enfin, nous avons admis chez notre malade l'*état crétacé et l'hypertrophie de l'aorte et des artères en général*. La vibrance du pouls, la force des battements des sous-clavières et des carotides, le frémissement vibratoire de ces dernières artères, ne permettaient guère de douter qu'il existât une hypertrophie de ces vaisseaux. Quant à l'état crétacé de l'aorte, on pouvait être conduit à le supposer par l'intensité et la rudesse du souffle de la région aortique, souffle bien intense en effet pour être dû seulement à une insuffisance valvulaire dont le développement du pouls radial restreignait un peu le degré d'importance.

Notre malade, après quelques alternatives de soulagement momentané et de crises d'étouffements, fut atteint, dans le mois de février, d'un œdème presque général compliqué d'érysipèle des membres inférieurs et d'albuminurie, et enfin le 2 mars il succomba.

Autopsie. Le cœur est énormément hypertrophié. Débarrassé de ses caillots et lavé, il pèse, avec l'origine des gros vaisseaux, 776 grammes.

Cavités droites. Le cœur droit participe à l'hypertrophie qui cependant affecte plus spécialement le cœur gauche. Ainsi la substance charnue du ventricule droit est assez ferme et les colonnes assez robustes. L'artère pulmonaire dilatée offre à son orifice une circonférence de 9 centimètres et demi (au lieu de 7 centimètres environ). Ses valvules, saines d'ailleurs et bien conformées, ont une hauteur de près de 2 centimètres (c'est-à-dire 18 à 20 millimètres au lieu de 12 à 14). L'oreillette est sensiblement dilatée. La circonférence de son orifice est de 15 centimètres (au lieu de 11 centimètres et demi). Du reste, sa valvule est assez mince, bien conformée, mais non en rapport par son volume avec l'étendue exagérée de l'orifice qu'elle doit fermer; car sa hauteur maximum est à peine de 2 centimètres et demi, c'est-à-dire d'un demi-centimètre de plus que la hauteur normale ; or, l'excès de circonférence de cet orifice étant de près de 5 centimètres, et le rapport normal entre la hauteur de la valvule et l'orifice étant comme celui de 2 à 10, il est évident qu'un excès représenté par 5 centimètres du côté de l'orifice exigeait du côté de la valvule un excès représenté, non pas comme ici par un demi, mais bien par un. La valvule était donc en défaut, c'est-à-dire insuffisante d'une quantité représentée par un demi-centimètre.

Cavités gauches. De l'eau versée dans l'aorte paraît refluer ou du moins ne pénètre qu'assez lentement. Et, en effet, les valvules aortiques épaissies, hypertrophiées, un peu fibreuses même, paraissent n'avoir pas été insuffisantes. La circonférence de l'orifice aortique est de près de 11 centimètres (au lieu de 7), mais les valvules sont agrandies proportionnellement. Leur hauteur est de près de 2 centimètres, c'est-à-dire 20 millimètres au lieu de 12 à 14.

Dans l'épaisseur de la cloison qui sépare ces valvules des valvules pulmonaires, on trouve une production crétacée, ayant un volume presque double de celui d'un noyau de cerise, difficile d'ailleurs à énucléer, adhérent à la valvule aortique la plus voisine de l'artère pulmonaire, de manière à laisser après son arrachement un petit pertuis dans l'épaisseur de la valvule aortique. A la face interne de l'aorte, on remarque quelques rugosités et même deux petites ulcérations à bords irréguliers, de 2 à 3 millimètres de diamètre. Plus loin, c'est-à-dire dans l'aorte thoracique, on trouve trois petites plaques jaunâtres assez saillantes.

L'oreillette gauche est moins dilatée que la droite. La valvule bicuspide est saine, un peu boursouflée seulement à son bord libre. Une portion de cet orifice ayant été coupée, on ne peut en mesurer la circonférence; mais, quel qu'en soit le développement, la valvule est évidemment suffisante, car sa hauteur varie entre 2 et même, dans son maximum, près de 3 centimètres.

Le ventricule gauche est le siége essentiel de l'hypertrophie. L'épaisseur de sa paroi, depuis la base jusque presque vers la pointe, est de 2 centimètres et demi.

Les grosses artères, et en particulier les carotides et les crurales, sont hypertrophiées; leurs parois, sans être incrustées, sont plus fermes et plus résistantes que normalement.

Il serait aisé de voir entre cette autopsie et notre diagnostic une concordance presque complète; cependant il est deux points, et un surtout, où l'on pourrait remarquer un désaccord que j'aime mieux signaler moi-même franchement. Ainsi, d'abord, le poids du cœur a de beaucoup dépassé notre évaluation. A ce propos, je me contenterai de renvoyer aux réflexions dont j'ai fait suivre cette estimation. Un point plus essentiel, c'est le peu de probabilité, ou du moins le peu d'importance de l'insuffisance des valvules aortiques, signalée pourtant par un souffle si rude, si bruyant, si évidemment plus marqué au second temps qu'au premier. Ici je confesse notre erreur, tout en rappelant d'ailleurs que nous avions soupçonné l'état crétacé de l'aorte, et je dis : Non, ce n'est pas à une insuffisance aortique que ce souffle était dû. Et cet aveu, je le fais hautement, parce qu'il nous fournit, pour la première fois, un utile enseignement qui va compléter ce que nous avons dit plus haut sur les souffles du second temps. Il nous montre que ces souffles dans la région aortique peuvent être dus, non-seulement, comme c'est le plus ordinaire, au reflux du sang dans le ventricule, mais encore au frottement de la colonne sanguine, pendant son choc en retour, sur les inégalités dont l'aorte est parsemée, ce qui était le cas de notre malade. Et qui ne voit de suite que ce frottement est également possible au premier temps?

Au reste, ce point de vue clinique est assez important pour que je ne veuille pas passer outre sans l'avoir démontré par de nouveaux faits aussi précis que possible. Nous allons donc voir l'état crétacé de l'aorte exprimé :

1° Par un souffle au second temps, comme nous venons de l'admettre pour le cas précédent ;

2° Par un souffle au premier temps;

3° Par un souffle double.

Obs. 6. — *Souffle au second temps spécialement par état crétacé de l'aorte.* — François Laforge, âgé de soixante-cinq ans, journalier, fut reçu, le 28 février 1842, salle St-Jean-de-Dieu, n° 12. Cet homme n'accusait, à son entrée, que des douleurs épigastriques assez vives, datant de trois ou quatre jours, résultat de l'ingestion d'une petite gorgée d'eau forte avalée par mégarde. J'omets à dessein les détails relatifs à cet accident, dont les conséquences entraînèrent, au bout d'un mois, la terminaison fatale, pour arriver de suite à ce qui nous intéresse plus spécialement. Interrogé sur ses antécédents, notre malade nous avait dit seulement avoir été affecté, quinze ans auparavant, d'une fluxion de poitrine à droite. Depuis lors assez bien portant, il était cependant resté sujet à des palpitations. Arrivés à l'examen de l'appareil circulatoire, nous fûmes frappés d'abord du déplacement notable de la pointe du cœur. Le doigt la saisissait assez facilement dans le sixième espace intercostal, un peu en dehors du mamelon : au reste, pas de voussure précordiale ; pas de frémissement vibratoire ; pas d'augmentation notable dans l'étendue de la matité. Quant aux bruits du cœur, un peu inégaux, un peu moins nettement frappés que normalement, ils n'offraient, dans la région précordiale proprement dite, aucun souffle perceptible ; mais, dans la région de l'aorte ascendante, un souffle bien distinct remplaçait le second temps, souffle assez rude, augmentant d'intensité jusque vers la partie supérieure de la poitrine. Tout-à-fait en haut du sternum, le second temps lui-même était accompagné d'un peu de souffle. Le pouls, non fébrile, offrait une intermittence revenant après toutes les cinq ou six pulsations : il était peu développé eu égard à la constitution assez forte du sujet, mais dur et assez vibrant.

En présence des signes qui viennent d'être exposés, quel devait être notre diagnostic ?

En premier lieu nous devions admettre une hypertrophie. Le déplacement de la pointe du cœur, déjetée ainsi en dehors du sein et dans le sixième espace intercostal, est un signe à cet égard en quelque sorte pathognomonique. Mais devions-nous admettre une hypertrophie considérable ? Je ne le pensai pas, pour ma part, en l'absence de signes tels que voussure, agrandissement de la matité, etc. Je dis donc : *hypertrophie moyenne du cœur*. Poursuivons cette analyse.

Les bruits sont inégaux, moins nets que normalement, mais sans souffle dans la région précordiale; on les y entend l'un et l'autre. Jusqu'à présent nous devons dire. Les valvules sont lésées, mais leur jeu n'est pas empêché; elles ne sont, ni l'une ni l'autre, sensiblement insuffisantes. Mais, dans la région aortique, nous avons deux souffles et l'un des deux existe surtout au second temps. Cette considération nous fit un peu perdre de vue celle que je viens d'établir, et nous dîmes : *il y a insuffisance des valvules aortiques*. Je sais bien que nous ajoutâmes : *avec état crétacé de la crosse de l'aorte :* je sais bien que, plus d'une fois, revenant sur ce cas de diagnostic avec les élèves qui suivaient alors ma visite du soir, j'insistai devant eux sur l'état crétacé de l'aorte comme lésion prédominante, leur montrant, à l'appui de cette localisation, combien le maximum du souffle correspondait positivement à la région de l'aorte; mais, en même temps, je ne pus me défendre de l'idée qu'une insuffisance des valvules elles-mêmes contribuait aussi à la production de ce souffle. Et cependant j'aurais dû me dire : Si l'insuffisance aortique existe ici, à un degré notable, pourquoi le souffle n'existe-t-il donc pas plus distinct dans la région de l'orifice aortique lui-même? Pourquoi ne puis-je le percevoir dans ce point lui-même, au premier temps? Pourquoi n'est-ce que tout-à-fait en haut du sternum que ce premier temps est accompagné d'un peu de souffle ? Toutes ces difficultés n'eussent-elles pas été levées, si je n'eusse admis que l'état crétacé de l'aorte comme cause essentielle du souffle en question ? Mais, me dira-t-on, s'il en est ainsi, si le souffle du second temps n'a pas pour cause principale le reflux dans le ventricule d'une certaine quantité de sang, pourquoi alors ce faible développement du pouls, qui n'est en rapport ni avec la constitution du sujet, ni avec la vibrance de la pulsation radiale? Cette particularité pouvait se trouver expliquée par une dilatation anévrysmale de la crosse aortique, et cette dilatation existait en effet. On conçoit que notre insuffisance aortique excluait dans notre diagnostic la nécessité de cette explication.

Au reste, abordons maintenant les détails de l'examen cadavérique.

Autopsie, le 31 *mars* 1842. Le cœur est sensiblement plus volumineux que normalement. Débarrassé de ses caillots et lavé, il pèse, avec l'origine des gros vaisseaux, 500 grammes.

Cœur droit. Le ventricule droit n'est pas dilaté; il

semble même rétréci relativement ; le maximum d'épaisseur de ses parois est d'à peine un centimètre vers la base. L'oreillette est un peu agrandie ; l'orifice auriculo-ventriculaire a une circonférence de 13 centimètres. Sa valvule est légèrement épaissie. Rien de notable pour l'artère pulmonaire. La circonférence de son orifice est de 8 centimètres et demi.

Cœur gauche. Le ventricule gauche est le siége essentiel de l'hypertrophie. Vers la base, ses parois ont jusqu'à 2 centimètres et demi d'épaisseur (près d'un centimètre de plus que normalement). L'oreillette n'est pas sensiblement développée. Sa valvule épaissie, boursouflée en plusieurs points, présente une étendue transversale de 9 et demi à 10 centimètres.

Quant à l'aorte, elle est d'abord remarquable par le volume de sa crosse qui est à peu près double du volume normal. De l'eau versée dans ce vaisseau ne pénètre que lentement dans le ventricule. En effet, les valvules notablement épaissies, presque fibreuses à leur bord non adhérent, sont bien conformées et libres dans leur jeu. La circonférence de l'orifice qu'elles ferment est de 9 centimètres : celle de la crosse elle-même au moment de sa courbure est de 13 centimètres. Entre ces deux points, et d'ailleurs dans presque toute la longueur de l'aorte descendante, ce vaisseau est notablement hypertrophié, ferme, épaissi, incrusté à sa face interne de plaques crétacées tellement confluentes vers son origine qu'on ne peut distinguer aucun espace entre elles, si ce n'est, dans ce même point, quelques petites solutions de continuité qui paraissent être de véritables ulcérations de la membrane interne.

Le cœur et les gros vaisseaux contenaient quelques concrétions sanguines en partie antérieures à la mort.

Revenons en peu de mots sur quelques points de cette autopsie. J'avais dit d'abord : hypertrophie *moyenne*. J'avoue franchement que 500 grammes dépassent cette évaluation. Mais j'ajoute qu'il est rare que ce degré d'hypertrophie n'accuse son existence que par des signes aussi peu nombreux. C'est un fait exceptionnel bon à noter.

Nous ne doutons plus maintenant, après les détails qui précèdent sur la face interne de l'aorte et sur l'état des valvules aortiques, que notre souffle tint bien davantage, pour ne pas dire essentiellement, à la première de ces deux causes. Comme je l'ai dit plus haut, par une sorte d'anticipation que l'autopsie vient de justifier, en rapportant le souffle à cette cause, le reste n'offre plus aucune difficulté sérieuse. Nous comprenons aisément pourquoi le siége du souffle ne répond pas à l'orifice de l'aorte, mais bien à la crosse de ce vaisseau; pourquoi la pulsation radiale était si faible, l'effort systolique du ventricule gauche hypertrophié étant en partie neutralisé par la dilatation anévrysmatique de l'aorte. Deux choses cependant méritent encore de nous arrêter. Pourquoi le souffle était-il plus fort au second temps qu'au premier? Et comment les bruits précordiaux étaient-ils exempts de souffle, les deux valvules du cœur gauche étant altérées? A la première question je ne crois pas qu'on puisse répondre autrement que par une hypothèse, c'est-à-dire en supposant de la part des incrustations aortiques une direction, une configuration que je n'ai pas notées, il est vrai, mais qui n'ont rien d'impossible, et qui étaient telles, sans doute, que le frottement de l'ondée sanguine était plus rude quand cette ondée rebroussait chemin que lorsqu'elle jaillissait du ventricule. A la seconde question ma réponse sera plus formelle, plus solidement assise sur l'expérience clinique. Toute lésion valvulaire ne suffit pas à la production du souffle. Comme nous l'avons dit plus d'une fois, ce bruit morbide suppose un excès de frottement, un rétrécissement, par exemple, de l'un des orifices.

Or, nous avons vu qu'ici nos orifices étaient assez bien conformés; les valvules étaient épaissies, presque fibreuses, mais libres dans leur jeu; par conséquent elles s'abaissaient assez pour ne pas mettre obstacle à la sortie du sang. Mais, me dira-t-on, des valvules épaissies comme celles-ci ne devaient pas donner des claquements normaux? Et, en effet, rappelons-nous que, dès le premier jour, nous avons noté, dans la région précordiale, des bruits inégaux et moins nettement frappés que normalement. Je sais pourtant que l'épaississement des valvules, quand il n'y a pas de souffle produit, se traduit en général par une modification particulière que nous allons trouver pour la première fois dans l'observation suivante, je veux dire le bruit parcheminé. Mais cette nuance de bruit me paraît exiger, pour sa production, un degré précis d'épaississement impossible à déterminer exactement, mais au delà duquel les bruits perdent peu à peu de leur netteté, arrivant ainsi, comme par une sorte de transition, jusqu'à l'effacement complet de tout claquement et la production de bruits nouveaux.

L'observation que je vais maintenant rapporter offre une analogie assez frappante avec les deux faits que nous venons d'exposer. Mais, indépendamment de l'importance du point de vue diagnostique qui motive à nos yeux cette répétition, elle nous offrira un autre genre d'intérêt. Cette observation, qui date de près de six ans, et que je recueillis à la visite de M. Bouillaud, nous montrera que, dès cette époque, la précision et le coup d'œil de cet habile observateur n'avaient plus rien à acquérir. On concevra sans peine que je saisisse avec empressement cette occasion de payer un hommage de considération et de reconnaissance à un maître dont je serai toujours heureux et fier d'avoir été l'élève.

Obs. 7. — *Souffle au premier temps spécialement par état crétacé de l'aorte ascendante et des grosses artères voisines.* — Georges Thomas, quarante-huit ans, serrurier, fut reçu au n° 19 de la salle St-Jean-de-Dieu, le 13 avril 1837, se plaignant d'éprouver, depuis deux mois spécialement, et sans maladie antérieure importante à noter au point de vue étiologique, des palpitations, de l'essoufflement au moindre exercice, des syncopes ou des étourdissements, et des céphalalgies assez intenses.

État actuel le 14 à la visite du matin. Voussure évidente au-dessus et en dedans du sein gauche, se prolongeant un peu vers la partie supérieure du sternum. Pas de frémissement vibratoire. Matité précordiale de plus de 12 centimètres dans les deux sens. L'impulsion du cœur modérée. La pointe bat à 3 centimètres au-dessous du sein. Dans la région du cœur, les deux bruits valvulaires sont très secs, *parcheminés*, surtout le second : un léger souffle accompagne le premier vers le niveau de l'orifice aortique. En remontant vers la crosse, ce souffle est plus intense, comme filé, il tend à devenir sibilant ; il est suivi d'un claquement sec, *parcheminé*. Le même souffle s'entend dans les régions sous et sus-claviculaires droites ; on le distingue aussi, mais plus faiblement, à gauche : vers la pointe du cœur, et un peu au-dessous, le bruit de souffle cesse. Au-dessus et en dedans de la clavicule droite, on constate des battements sensibles à la vue et un frémissement vibratoire parfaitement distinct. Dilatation de la veine jugulaire droite : un rameau en part et va s'anastomoser avec la gauche qui n'est pas dilatée. Le pouls des deux radiales est sensiblement le même, quoique peut-être un peu plus développé à droite ; il est à 64, régulier, filé, comme gradué et vibrant. Les artères crurales ont leurs parois comme cartilaginiformes, avec quelques inégalités à leur surface : leurs pulsations sont vigoureuses, résistantes. Leur bruit, sous une pression un peu forte, se transforme en un bruit de souffle très prononcé ; sous une pression modérée, il en résulte comme la sensation d'une chiquenaude ; on n'y sent pas de frémissement vibratoire.

Diagnostic. — Hypertrophie du cœur gauche, surtout du ventricule, avec dilatation. Épaississement des valvules. Dilatation de l'aorte, du tronc brachio-céphalique, de l'origine de la sous-clavière et de celle de la carotide droite, avec état crétacé de ces artères. Hypertrophie générale du système artériel, avec induration cartilaginiforme des parois, dans les crurales en particulier.

Le soir même de son entrée, ce malade, chez qui rien ne pouvait faire pressentir une fin si prochaine, se plaint de frissons dans le dos, regagne son lit, est pris d'un étouffement considérable, et, malgré le secours d'une saignée, succombe à dix heures et demie du soir.

Autopsie. La surface du cœur non recouverte par le poumon est de 12 centimètres transversalement et de 10 et demi verticalement. Le ventricule gauche, considérablement hypertrophié, constitue à lui seul environ les 7/8 de la totalité de l'organe: sa cavité est dilatée et ses parois ont près de 3 centimètres d'épaisseur à la base et près d'un centimètre vers la pointe. La valvule bicuspide est bien conformée, mais épaissie : la tricuspide, opaline, un peu plus épaisse aussi que normalement, est de plus hérissée de quelques petites productions comme verruqueuses. Les valvules de l'artère pulmonaire sont minces, normales. Les valvules aortiques sont épaissies, offrant aussi quelques productions verruqueuses, mais suffisantes, non déformées. L'aorte, recouverte par le poumon dans toute son étendue, est dilatée considérablement. Ses parois sont d'une épaisseur au moins triple de la normale, cet épaississement se continuant dans l'aorte descendante. A la face interne de cette artère, surtout vers son origine, plaques calcaires nombreuses ; plus, dans la région de la crosse, quelques rougeurs et quelques déchirures qu'on retrouve aussi dans le tronc brachio-céphalique. Ce tronc est dilaté aussi, mais à un moindre degré, ainsi que les sous-clavière et carotide droites. Épaississement et état crétacé du tronc brachio-céphalique cessant à l'origine des sous-clavière et carotide. L'artère radiale droite est un peu plus développée que la gauche ; les crurales ne présentent pas de plaques à l'intérieur, mais leurs parois sont épaissies.

Je le demande, quand on compare ces résultats nécroscopiques aux détails du diagnostic, n'est-on pas tenté de supposer que ceux-ci ont été calqués après coup sur les premiers? Je me rappellerai toujours l'admiration des assistants, et, je puis le dire, mon étonnement à moi-même, à la vue de cette sorte de divination, dont un long exercice ne m'avait pas encore donné la clé, et qui nous paraissait à tous d'autant plus merveilleuse, que ce diagnostic si détaillé, si précis et si promptement éprouvé par le contrôle nécroscopique, avait été, en quelque façon, le résultat improvisé d'une seule et unique exploration.

Je ne ferai suivre cette autopsie que de bien courtes réflexions. C'est dans ce fait que, pour la première fois, nous venons de rencontrer les bruits secs, *parcheminés* : nous voyons correspondre à ces bruits l'épaississement des valvules. Un léger souffle accompagne le premier bruit vers l'orifice aortique. Les valvules de l'aorte, avons-nous vu, étaient, non-seulement épaissies, mais hérissées de quelques petites végétations, rudiments fibrineux déposés là, sans doute, par la coagulation du sang, plus rares, comme nous l'avons déjà dit, sur ces valvules que sur celles auxquelles vont aboutir des cordons tendineux. Mais, me dira-t-on, la valvule tricuspide en présentait aussi, de ces végétations: pourquoi ne nous donnait-elle pas un souffle, sinon au premier temps, puisqu'elle était suffisante, du moins au second temps? Parce que ce souffle, s'il existait, devait être assez léger pour être masqué par le claquement des valvules aortiques et pulmonaires, et plus profond d'ailleurs, en tant que souffle du cœur droit, que le souffle de l'orifice aortique.

Plus on s'éloignait de cet orifice, en suivant la crosse de l'aorte, plus ce souffle du premier temps prédominait. Donc, c'était dans l'aorte et non à l'orifice qu'il se produisait. Mais pourquoi n'existait-il pas au second temps? Je ferai ici la même réponse que dans l'observation précédente.

Ici, enfin, nous retrouvons le pouls vibrant et peu développé, comme filé; vibrant, par suite de l'hypertrophie du cœur gauche; filé, par suite de la dilatation anévrysmale de l'aorte.

Il reste donc démontré, par cette observation, que le souffle aortique du premier temps peut tenir à un état de l'aorte elle-même plutôt qu'à l'état des valvules. J'ai prouvé, par l'observation précédente, que le souffle au second temps pouvait tenir à la même cause et simuler par conséquent l'insuffisance de l'orifice aortique. Cherchons maintenant si ce même état crétacé de l'aorte ne pourrait pas produire un double souffle. C'est ce que le fait suivant va en effet nous apprendre.

OBS. 8. — *Double souffle par anévrysme et état crétacé de l'aorte thoracique.* — J'ai publié, dans la *Revue médicale* (numéro de mai 1841), l'observation détaillée d'un anévrysme de l'aorte thoracique, qui offrit cette particularité, de se développer d'avant en arrière, et de venir proéminer dans la région du dos, sous la forme d'une double tumeur. L'absence de toute saillie, si ce n'est un peu de voussure dans la région précordiale, l'agrandissement de la matité du cœur, l'obscurité des deux bruits, avaient d'abord fait admettre, à l'entrée du malade, le 20 mars 1838, une hypertrophie du cœur avec épaississement léger des valvules, sans insuffisance. Un léger bruit de frottement, que l'on avait cru péricardique, et qui existait spécialement au second temps, faisait de plus soupçonner alors quelques plaques ou adhérences du péricarde.

Bientôt une douleur survint dans la région de l'omoplate gauche, et l'examen de cette partie y fit découvrir une pulsation soulevant assez fortement les doigts et produisant sous l'oreille un bruit de choc accompagné d'un léger souffle. On put dès lors compléter le diagnostic; et l'on ajouta : *dilatation anévrysmale au-dessous de la crosse de l'aorte avec plaques dans cette artère.* La tumeur, dont nous venons de signaler le premier indice, se développa d'abord assez lentement. Elle était même, au bout des trois premiers mois, comme affaissée sur elle-même. A cette époque, on entendait au cœur un double bruit de souffle sec, râpeux, ayant son maximum au premier temps et vers l'orifice aortique.

Il en fut ainsi pendant toute la longue durée de cette pénible affection qui ne devait se terminer par la mort que le 18 septembre 1840. Bien des fois, pour ma part, je constatai ce double souffle, tant à la partie postérieure du tronc que dans la région précordiale elle-même, jusqu'à ce qu'enfin, par suite sans doute de l'épaisseur des couches fibrineuses amassées à l'intérieur de la poche anévrysmale, ce double bruit fût devenu si sourd, si lointain, qu'il cessât presque entièrement de se faire entendre.

Je ne répèterai point ici les détails circonstanciés de l'autopsie (voyez le numéro indiqué) ; mais je dirai, et c'est là pour nous en ce moment le point essentiel de cette observation, que l'aorte seule nous donna la clé de notre double bruit de souffle, l'aorte dilatée d'une façon tellement remarquable que je crus devoir faire mouler la pièce, et, de plus, rugueuse, épaissie, criblée de plaques fibro-cartilagineuses et même presque osseuses. Quant au cœur, à part son hypertrophie, il ne nous offrit d'autre lésion valvulaire qu'un peu d'épaississement de la valvule bicuspide, et surtout des valvules aortiques, mais sans déformation de ces valvules, ni dilatation relative bien notable des orifices correspondants.

Nous venons de voir, par les faits qui précèdent, que certaines lésions de l'aorte, et, en particulier, l'état crétacé de la crosse de cette artère, peuvent simuler, sous le rapport de leurs signes stéthoscopiques, des lésions valvulaires. C'est une cause d'erreur dont il était bon d'être averti ; nous avons vu qu'il n'était pas impossible de s'en garantir. Une question à laquelle nous amène naturellement cette difficulté est celle-ci : Comment diagnostiquer les cas dans lesquels coïncident et les lésions valvulaires et les lésions aortiques? Ce diagnostic double est-il possible? Oui, sans doute, je le dis par avance, et d'ailleurs nous l'avons déjà vu par notre observation 5, mais dans les cas seulement où chacun de ces deux genres de lésions présente un certain degré d'importance, sinon, et à moins d'une prédominance marquée du côté des lésions de l'aorte, l'avantage, sous le point de vue séméiologique, sera toujours du côté des lésions valvulaires. C'est ce que nous allons maintenant démontrer par des faits.

OBS. 9.— *Coïncidence de lésions valvulaires et d'état crétacé de l'aorte.* — Leblois, Jean-Baptiste, âgé de 47 ans, imprimeur, entra le 14 septembre 1841 dans notre service, salle St-Jean-de-Dieu, n° 6. Sujet, depuis 20 ans, à des douleurs rhumatismales, le plus souvent apyrétiques, il eut de plus des *rhumes* intenses, souvent accompagnés de fièvre, et des accès de dyspnée avec palpitations, qui, d'abord séparés par de longs intervalles, puis de plus en plus rapprochés, se reproduisent, depuis 6 mois, au moindre exercice.

État actuel. Pâleur générale. Le visage n'est ni bouffi ni violacé. Un peu d'œdème des membres inférieurs. La chaleur de la peau normale. Le pouls à 112, développé, vibrant, fortement frappé. Pas de voussure précordiale bien notable. La pointe du cœur soulève visiblement le sixième espace intercostal, mais en dedans du sein. L'impulsion de l'organe est d'ailleurs étendue, sans frémissement vibratoire, et la matité est de près de 8 centimètres carrément. En auscultant la région précordiale, on peut noter, de prime abord, trois phénomènes assez distincts: bruit sourd et assez mat au premier temps, dû au choc de la pointe du cœur; effacement des deux claquements valvulaires et surtout du second; et enfin souffle. Quant à celui-ci, dans la région de l'orifice auriculo-ventriculaire gauche, il est peu prononcé, il s'y distingue spécialement au premier temps, tandis que, dans la région de l'orifice aortique et surtout de l'aorte ascendante, il existe aux deux temps et surtout au second. Il se propage, mais faiblement, dans les carotides. Ces artères présentent des battements assez forts, battements qui se retrouvent dans l'aorte abdominale, et surtout dans les crurales, dont le bruit donne à l'oreille la sensation d'une chiquenaude bien détachée. Pas de distension des veines jugulaires. Rien de bien notable du côté de l'appareil respiratoire, qu'un râle sous-crépitant assez fin et assez nombreux en arrière vers les deux bases.

Le lendemain matin, M. Bouillaud, qui m'avait chargé de faire la visite, vérifie ce qui vient d'être indiqué, sans y rien ajouter, et me laisse le soin de porter le diagnostic. Je le dicte donc dans les termes suivants:

Hypertrophie générale et assez considérable du

cœur (500 grammes environ). Épaississement et induration des valvules gauches et surtout des valvules aortiques, sans rétrécissement de l'orifice correspondant ni insuffisance de la valvule bicuspide.

Pourquoi n'ajoutai-je point à ce diagnostic : *insuffisance de l'orifice aortique* ? Parce qu'il me répugnait d'admettre cette insuffisance avec un pouls aussi développé, aussi fortement frappé. Mais, du moment que je n'attribuais pas à cette cause mon souffle du second temps, ne devais-je pas alors, pour l'expliquer, admettre l'existence de l'état crétacé de l'aorte ? Oui sans doute : c'est une omission que je confesse. Mais je vais plus loin : ne pouvais-je pas admettre tout à la fois l'une et l'autre de ces lésions ? car il me paraît être d'observation que l'état crétacé de l'aorte suppose généralement un certain degré d'hypertrophie des parois de l'aorte elle-même ; cette hypertrophie ne pouvait-elle pas m'expliquer ces qualités du pouls qui me semblaient incompatibles avec le reflux du sang dans le ventricule ? Oui, si le pouls ne m'avait offert que de la vibrance ; non, si cette vibrance était accompagnée d'un développement assez considérable ; ou, du moins, je ne pouvais concilier ces deux éléments de diagnostic qu'en admettant une insuffisance aortique peu prononcée. Il est aisé de voir que c'est ce même développement du pouls qui me faisait exclure et un rétrécissement aortique et une insuffisance bicuspide. Toujours est-il que si l'hypertrophie du ventricule gauche pouvait m'expliquer les battements vigoureux de la radiale et des carotides, restaient ceux de l'aorte abdominale et des crurales qui, ainsi que nous l'avons déjà vu, et comme nous le verrons encore, supposaient eux-mêmes une certaine hypertrophie du système artériel que j'aurais pu signaler aussi. C'est une autre omission que je ne chercherai pas à justifier.

Revenons à notre malade. Malgré la digitale, les diurétiques, un vésicatoire précordial, etc., il alla peu à peu s'affaiblissant. L'infiltration fit des progrès; elle affecta le scrotum et le pénis au point de gêner l'excrétion des urines. Le pouls resta en général assez vibrant, mais il perdit de son volume. Je constatai par intervalles un léger frémissement vibratoire dans la région précordiale : quant au souffle, remplaçant toujours complètement le second temps, il devint sensiblement plus étroit, s'entendant constamment à son maximum dans la région de l'orifice aortique, bien moins distinct dans celle de l'orifice bicuspide, et se propageant manifestement dans les carotides. Le premier temps était resté assez sourd, mal frappé, peut-être même accompagné, vers la région bicuspide, d'un peu de souffle.

Mort le 17 novembre.

Ce malade ayant été pour moi l'objet d'études cliniques fréquemment renouvelées, à ma visite du soir, la veille de l'autopsie, je résumai devant mes élèves les signes diagnostiques que nous avions notés ensemble dans nos dernières explorations, et, devant eux, je rectifiai ou complétai par écrit mon premier diagnostic ainsi qu'il suit :

Hypertrophie générale et assez considérable du cœur (500 *grammes environ pour le moins*); *l'hypertrophie affectant spécialement le ventricule gauche dont les parois doivent être assez fortement épaissies.—Dilatation moyenne des oreillettes et des orifices auriculo-ventriculaires. — Épaississement et induration des valvules gauches. Un peu de gêne dans le jeu de la valvule bicuspide sans insuffisance bien notable. Déformation plus considérable des valvules aortiques qui ferment incomplètement leur orifice et présentent peut-être quelques petites végétations. — Pas d'épanchement considérable dans le péricarde. Peut-être quelques plaques péricardiques. — OEdème pulmonaire.*

Motivons en quelques mots ce diagnostic définitif.

Hypertrophie, etc. Déplacement de la pointe du cœur. Étendue de l'impulsion, agrandissement de la matité.

L'hypertrophie affectant spécialement le ventricule gauche, etc. Pouls en général vibrant, fortement frappé. Bruit de choc de la pointe du cœur assez sourd et mat.

Dilatation moyenne des oreillettes. — *Dilatation*, car 1°, en général, dans toute hypertrophie un peu considérable, il y a dilatation des oreillettes; 2° infiltration des jambes, du pénis, des poumons, donc stase sanguine, donc dilatation des oreillettes, celles-ci perdant en contractilité ce qu'elles gagnent en capacité : or, il peut y avoir stase sanguine par suite d'étroitesse de l'orifice aortique, ou par suite d'insuffisance bicuspide; mais ici nous n'avons ni l'une ni l'autre; donc, aurais-je pu ajouter, ce doit être spécialement l'oreillette droite qui est dilatée. — *Dilatation moyenne*. Car dans les grandes dilatations le pouls est très petit, et il ne l'est pas ici. — *Et des orifices auriculo-ventriculaires.* Quand les oreillettes sont dilatées, les orifices le sont en général proportionnellement.

Épaississement et induration des valvules gauches. Effacement des deux claquements valvulaires.

Un peu de gêne dans le jeu de la valvule bicuspide. Effacement du premier bruit avec un peu de souffle peut-être bicuspide.

Sans insuffisance bien notable. Ce souffle est très léger; probablement même, aurais-je pu me dire, il appartient à l'orifice tricuspide. D'ailleurs le pouls est developpé et vibrant.

Déformation plus considérable des valvules aortiques. Le souffle est à son maximum dans la région aortique, et il se propage dans les carotides.

Qui ferment incomplètement leur orifice. Car souffle au second temps, par la rentrée du sang de l'aorte dans le ventricule gauche. Je n'avais plus cette fois autant de raisons que lors de mon premier diagnostic pour admettre l'état crétacé de l'aorte, mais, si j'eusse posé ce diagnostic la première fois, j'y aurais persisté la seconde.

Et présentent peut-être quelques petites végétations. Car par intervalles il y a eu un peu de frémissement vibratoire. Si j'eusse admis des plaques crétacées, je n'aurais pas fait cette supposition.

Pas d'épanchement considérable dans le péricarde. Les bruits ne sont pas éloignés de l'oreille et il n'y a pas une voussure considérable.

Peut-être quelques plaques péricardiques. Dans la région précordiale, vers la base du cœur, bien des fois, en appliquant l'oreille, j'entendis une sorte de râle sec dont je n'osai pas d'abord affirmer la nature et le siége, supposant que ce pouvait être un râle bronchique; cependant sa persistance, difficile à saisir à cause des bruits du cœur, mais qui me parut indépendante des mouvements respiratoires, finit par motiver la supposition d'un frottement péricardique.

Enfin, *œdème pulmonaire.* Râle sous-crépitant vers les deux bases.

Arrivons maintenant à l'autopsie :

Le péricarde contient une quantité assez minime de sérosité. Sur la face externe du cœur, vers le milieu de la hauteur du ventricule droit, on remarque deux ou trois plaques péricardiques formant un relief peu prononcé.

Le cœur est considérablement distendu par des caillots récents qui remplissent surtout ses cavités droites et donnent à la totalité de l'organe un aspect globuleux. Sa pointe est mousse et arrondie. Bien lavé il pèse, avec l'origine des gros vaisseaux, 537 grammes. L'hypertrophie occupe spécialement le ventricule gauche dont les parois ont une épaisseur de deux centimètres environ.

L'oreillette gauche n'est que peu ou point dilatée. Son orifice bicuspide a une circonférence de dix centimètres.

L'oreillette droite, au contraire, est très dilatée. Elle pourrait contenir une orange moyenne. La circonférence de l'orifice tricuspide est de douze centimètres et demi (au lieu de onze et demi).

La valvule bicuspide est un peu épaissie, mais bien suffisante.

La tricuspide a sa minceur normale.

L'orifice aortique agrandi présente une circonférence de neuf centimètres (au lieu de sept).

Ses valvules sigmoïdes sont très épaissies, fibreuses, insuffisantes; car de l'eau versée par l'aorte a pénétré de suite dans le ventricule. L'orifice aortique est d'ailleurs bordé du côté de l'aorte, et jusqu'à une hauteur de trois centimètres environ, de plaques crétacées, assez saillantes, criant sous l'ongle qui les enlève difficilement, et représentant une sorte de ruban inégal et ondulé; on retrouve quelques-unes de ces plaques dans l'aorte descendante.

L'artère pulmonaire est saine; la circonférence de son orifice est de près de huit centimètres; ses valvules sont minces et bien conformées.

Le ventricule droit est un peu dilaté, ses parois ont moins d'un centimètre d'épaisseur.

Les poumons présentent un engouement séreux général et très prononcé, une sérosité spumeuse abondante venant sourdre sous la moindre pression à la surface des incisions.

J'ai omis de m'assurer de l'hypertrophie du système artériel.

Malgré cette lacune, que je regrette, et les omissions que j'ai signalées plus haut dans mon diagnostic, je le demande à tout observateur de bonne foi, est-il beaucoup d'organes dans notre économie dont il nous soit donné d'analyser par avance les altérations morbides et de décomposer les maladies en leurs divers éléments avec autant de détails et de précision? Ce n'est pas néanmoins qu'il n'existe quelques défauts de concordance entre notre dernier diagnostic et notre autopsie. Ainsi j'avais dis à tort: dilatation *des oreillettes*, l'oreillette droite ayant été seule dilatée. Je m'étais expliqué l'effacement du premier bruit et le léger souffle entendu au premier temps dans la région auriculo-ventriculaire gauche par un peu de gêne dans le jeu de la valvule bicuspide, l'autopsie nous a montré que cette valvule était libre, seulement un peu épaissie; j'aime donc mieux croire que ce léger souffle provenait ou de l'orifice tricuspide un peu insuffisant, ou plus probablement de l'orifice aortique dans la région duquel ce souffle du premier temps était si prononcé.

L'état crétacé de l'aorte, dont l'étude a fait l'objet essentiel de nos quatre dernières observations, nous a, par cela même, entraînés dans une sorte de digression, que je suis loin de croire inutile, mais que nous ne pourrions prolonger plus longtemps sans perdre de vue l'ordre méthodique que nous cherchons à suivre autant que possible dans ces recherches cliniques. Revenons donc maintenant aux lésions du cœur proprement dit. Nous avons passé en revue les altérations de ses deux principaux orifices isolément: arrivons aux cas dans lesquels les deux orifices sont simultanément affectés. Dans cette étude elle-même s'offriront peut-être encore à nous des aperçus cliniques détournés, inattendus : nous ne refuserons pas de répondre à ces appels, mais toutes les fois seulement que ces sortes d'excursions pourront être légitimées par l'importance de leur objet.

Obs. 10. — *Double rétrécissement sans insuffisance aortique.* — Sophie Roulleau, dix-sept ans, couturière, fut reçue, le 25 mars 1841, salle Sainte-Madeleine, n° 10, se disant malade depuis dix mois. Vers cette époque, elle fut atteinte d'un rhumatisme articulaire aigu généralisé qui la retint au lit pendant près de deux mois, et, depuis lors, elle conserva des palpitations qu'elle affirme avoir débuté pendant cette maladie. Au mois de février dernier, il s'y ajouta de la douleur avec gonflement de l'abdomen, un peu de diarrhée et de la toux. Ce sont ces derniers symptômes qui la décident à venir à l'hôpital.

État actuel. Pâleur, anémie et maigreur générales. Ascite assez considérable. La chaleur de la peau un peu plus que normale. Le pouls à 124, très petit, facile à effacer. Palpitations même dans l'état de repos. Un peu de voussure précordiale, exprimée au cyrtomètre par une différence de trois degrés environ. Battements forts, visibles à l'œil, étendus, ainsi que la matité, depuis le cinquième espace intercostal, presque immédiatement au-dessous du sein, jusqu'au deuxième espace intercostal au-dessus; la main y percevant une sorte d'ébranlement un peu rude, dû au passage brusque de la colonne sanguine, sans frémissement cataire proprement dit. Appliquée au-dessous du sein, l'oreille n'entend qu'un double souffle, rude et râpeux, sans claquement valvulaire ; au-dessus du sein, et surtout en se rapprochant de la clavicule gauche, on n'entend plus qu'un souffle au premier temps, et le second bruit est alors constitué par un claquement dur, brusque, essentiellement parcheminé. Le souffle du premier temps se prolonge dans les carotides sans mélange de bruit de diable en ce moment. L'artère sous-clavière gauche bat d'une manière visible à l'œil. Les jugulaires sont sensiblement développées. La respiration est rapide, dyspnéique, sans autre bruit morbide bien notable qu'un peu de râle bullaire assez fin à la base du poumon gauche. Les pieds sont œdématiés.

Le lendemain, 26, M. Bouillaud constate, à son tour, les signes précédents, et il dicte le diagnostic suivant :

Éypertrophie générale du cœur (12 *à* 14 *onces*). *Épaississement et probablement végétations avec déformation des valvules gauches.*

Raisonnons ce diagnostic et voyons même si nos observations antécédentes ne nous mettraient pas en droit d'y ajouter encore quelques accessoires.

L'hypertrophie du cœur, l'exagération de son poids, sont trop évidentes pour qu'il soit nécessaire maintenant que nous en répétions les raisons.

Épaississement et probablement végétations des valvules gauches. Pourquoi *des valvules* ? Je dis que cette duplicité de lésion est évidente. Et, en effet, nous avons, dans la région de l'aorte, un souffle rude au premier temps, et ce souffle se propage dans les carotides, donc l'orifice aortique est malade ; or, dans la région précordiale proprement dite, nous avons deux souffles: d'où provient le second ? Est-ce de ce même orifice aortique mal fermé, insuffisant, hors d'état, par conséquent, de produire un claquement valvulaire ? Non, car, en remontant vers la clavicule, un moment arrive où nous entendons un second claquement dur, brusque, parcheminé, évidemment produit par les valvules épaissies mais suffisantes de l'aorte. Donc l'orifice bicuspide est le siége de ce second souffle.

La main, avons-nous dit, perçoit de son côté un ébranlement un peu rude, et qui paraît être dû au passage brusque de la colonne sanguine. Qu'indique cet ébranlement? Un obstacle assez notable à l'échappement de l'ondée sanguine par l'orifice de l'aorte. Que peut être cet obstacle? Est-ce un simple rétrécissement? Nous aurions alors, au premier temps, un souffle particulier, étroit, filé, comme l'on dit. Or, le souffle ne présente pas ce caractère, il est rude, raboteux. Est-ce un état crétacé des valvules sigmoïdes? C'est possible; mais, généralement cet état crétacé est compliqué de celui de l'aorte; or, ici, nous n'avons probablement pas de plaques dans l'aorte, puisque nous n'avons pas, dans la région de cette artère, de souffle au second temps, ce qui a lieu dans ce cas le plus communément; donc il est plus vraisemblable ici que nous avons des végétations au pourtour de cet orifice, et peut être même, mais ceci, je l'avoue, est une supposition plus gratuite, à l'orifice opposé.

Remarquons maintenant que, par le fait seul de cette analyse, nous voici amenés à ajouter au diagnostic une donnée nouvelle, savoir : la suffisance des valvules aortiques.

Que dirons-nous de l'autre orifice? Rien de positif. Cependant il n'est pas probable qu'il soit largement insuffisant. Car, comment aurions-nous, lors de l'échappement de la colonne sanguine par l'orifice aortique, ce rude ébranlement qui annonce d'ailleurs que l'hypertrophie siége spécialement dans le ventricule gauche? Mais, dira-t-on, le pouls est très petit. Chez une jeune fille aussi anémiée, cette circonstance est peu importante: cependant ce peut être une raison de supposer un peu d'étroitesse de l'orifice bicuspide, ou aortique lui-même.

Mais ne dirons-nous rien ici du cœur droit? Oui, sans doute; avec une hypertrophie aussi considérable, avec tant de signes d'une gêne notable à la circulation veineuse, l'ascite, la distension des jugulaires, la congestion séreuse du poumon, il est bien probable que notre oreillette droite est distendue,ne fût-ce que passivement, et que, de ce côté, nous rencontrerons une dilatation, et de l'oreillette, et peut-être de l'orifice correspondant..

Nous fûmes promptement à même de vérifier notre diagnostic. L'infiltration fit des progrès, le ventre prit un volume énorme,au point que nous vîmes battre le cœur refoulé de bas en haut dans le premier espace intercostal, et, malgré deux paracentèses qui ne furent suivies que d'un soulagement momentané, la malade succomba le 18 mai.

Autopsie. J'arrive de suite à ce qui concerne le cœur.

Débarrassé de ses caillots,cet organe pèse 480 grammes. L'hypertrophie affecte les cavités droites et gauches. Le ventricule droit est d'un bon tiers plus ample que normalement; l'épaisseur de ses parois est d'environ un centimètre vers la partie moyenne.

L'orifice tricuspide est large en proportion de la cavité ventriculaire. Les lames de sa valvule sont épaissies et peut-être un peu trop courtes pour fermer l'orifice dilaté. Quelques petites végétations au bord libre de cette valvule.

L'oreillette est dilatée dans la même proportion. Ses colonnes charnues sont assez fortes. Rien de bien notable pour l'artère pulmonaire.

De l'eau versée dans l'aorte reflue aussitôt : et, en effet, les trois valvules sont bien conformées, d'épaisseur au moins triple de la normale, mais sur leur bord libre, et du côté du ventricule, existe une traînée de petites végétations en poireaux ou choux-fleurs. L'orifice aortique est petit et absolument et relativement à la grandeur du ventricule.

Celui-ci est vaste, il pourrait contenir un œuf ordinaire; ses parois offrent trois centimètres d'épaisseur vers leur base. Les deux colonnes de la valvule bicuspide sont énormes; l'une d'elles a le volume du doigt annulaire.

Cette valvule est très épaisse, hypertrophiée. L'orifice est assez bien conformé; cependant les angles de la valvule sont réunis par l'agglutination de leurs bords opposés. Tout le bord libre de cette valvule est parsemé de végétations pressées, grenues et ressemblant à des choux-fleurs. La cavité de l'oreillette gauche est dilatée en proportion du ventricule, ses parois sont aussi épaissies.

Les orifices mitral et aortique sont tous les deux rétrécis relativement à l'augmentation de capacité de l'oreillette pour l'un et du ventricule pour l'autre.

Je ne crois pas nécessaire de commenter bien longuement cette autopsie. Je regrette que les dilatations indiquées ne se trouvent pas exprimées numériquement. Mais je dirai, pour mettre à cet égard à l'abri de tout soupçon ma bonne foi de rédacteur, que cette autopsie, telle que je viens de la reproduire, fut dictée à l'amphithéâtre par M. Bouillaud lui-même.

Obs. 11.— *Déformation des valvules sans rétrécissement.* — Joseph Doumerc, âgé de quarante-huit ans, cordonnier, entre, le 28 octobre 1841, salle Saint-Jean-de-Dieu, n° 16.

Ce malade, déjà traité dans ce service antérieurement, rapporte que, bien portant autrefois habituellement, il fut atteint, il y a neuf ans, d'un rhumatisme articulaire fébrile, qui affecta toutes les principales articulations et dont il ne fut guéri qu'au bout de trois mois.

Il y a vingt mois environ, il commença à éprouver des palpitations qui allèrent peu à peu en augmentant et le forcèrent, depuis neuf mois, de renoncer à ses occupations. Depuis la même époque, il cessa même de pouvoir rester alité pendant les nuits, passant d'ailleurs très fréquemment ses journées entières dans un fauteuil. Depuis les derniers mois, il s'y ajouta une infiltration notable des membres inférieurs et de l'abdomen. Il eut aussi, depuis les quatre ou cinq derniers mois, quelques symptômes de congestion séro-sanguine des poumons, tels que point de côté et crachats fortement rouillés, symptômes qui furent combattus par deux saignées, deux applications de sangsues et de nombreux vésicatoires.

État actuel. Presque assis dans son lit, le malade est en proie à une dyspnée assez intense, sa respiration étant sensiblement accélérée, et ses réponses assez brèves. Son visage est pâle, un peu bouffi ; les lèvres légèrement violacées ; l'abdomen est remarquable par son volume, et un peu sensible par suite de la distension de ses parois. Le moindre choc y détermine une fluctuation des plus évidentes, et ce n'est qu'à la distance d'un travers de main environ au-dessus de l'ombilic, qui est presque entièrement effacé, que la percussion cesse de produire un son mat. La demi-circonférence de l'abdomen, mesurée en passant par l'ombilic, est de cinquante-six à cinquante-sept centimètres. L'urine n'est rendue qu'avec beaucoup de difficulté, la verge étant infiltrée dans toute sa longueur et tordue sur elle-même. Le scrotum est aussi remarquable par l'infiltration de ses parois. Les membres, même supérieurs, participent à cet état ; les cuisses et les jambes sont d'un volume considérable.

Le pouls, difficile à saisir par suite et de l'œdème des poignets et de sa petitesse, est évidemment disproportionné à la force du sujet, assez égal, mais intermittent, à 116-120. Voussure précordiale de six degrés au cyrtomètre. La pointe du cœur bat dans le cinquième espace intercostal, mais un peu en dehors du sein. De ce point, les battements s'étendent jusqu'à cinq ou six centimètres au-dessus du sein, le cœur étant d'ailleurs peut-être refoulé par l'épanchement abdominal : ils sont visibles, mais de force modérée. La matité qui correspond au cœur est de sept à huit centimètres verticalement et de neuf à dix transversalement. Il n'y a pas de frémissement vibratoire. Les bruits du cœur, un peu masqués par l'interposition d'une lame de poumon, sont d'ailleurs mal frappés, sans claquement distinct, et, en même temps, sans souffle notable en ce moment. Cependant, en remontant le long de l'aorte ascendante, on distingue au premier temps une sorte de petit cri assez lointain, très court, pouvant être suivi dans la région précordiale jusqu'à l'orifice aortique lui-même, mais ne se propageant pas dans les carotides. Ces dernières artères n'offrent que des battements assez faibles. Les jugulaires sont notablement distendues. L'appareil respiratoire présente à noter un peu de diminution de la sonoréité vers les deux bases et du râle sous-crépitant disséminé, assez nombreux, surtout à gauche.

M. Bouillaud étant alors absent, je dictai le diagnostic suivant :

Hypertrophie considérable du cœur (500 grammes environ). — *Dilatation relative et absolue des oreillettes.* — *Épaississement, déformation, et peut-être adhérences des valvules gauches spécialement, sans ré-*

trécissement absolu bien notable ni végétations.—Peut-être étroitesse de l'orifice pulmonaire en particulier. —Épanchement peu considérable dans le péricarde.— OEdème des deux poumons.—Ascite et anasarque.

Douze jours après, nous pûmes soumettre ce diagnostic au contrôle de l'autopsie, la ponction, qui avait donné issue à une grande quantité de liquide, n'ayant procuré qu'un soulagement momentané. Quant aux bruits du cœur, ils restèrent les mêmes, sauf le petit piaulement du premier temps, qui ne se reproduisit d'abord que par intervalles et finit par disparaître entièrement.

Autopsie, le 4 novembre.

Cavité thoracique. OEdème des deux poumons en arrière et en bas. Le péricarde est à découvert dans une étendue de quatorze centimètres transversalement et de huit à neuf verticalement. Il renferme un verre environ d'une sérosité limpide.

Le cœur est énormément et généralement hypertrophié. Ouvert et lavé, il pèse, avec l'origine des gros vaisseaux, 720 grammes.

Cœur droit. Dilatée de manière à pouvoir contenir une petite orange, l'oreillette droite présente un tissu vermeil et des colonnes robustes. La circonférence de l'orifice tricuspide est de douze centimètres. La valvule est épaissie, mais assez bien conformée, quoique un peu adhérente au ventricule vers sa partie moyenne. Le ventricule est dilaté proportionnellement, à colonnes assez robustes ; sa paroi offre une épaisseur d'un centimètre environ vers sa base. L'artère pulmonaire s'ouvre par un orifice de huit centimètres et demi de circonférence. Les valvules sont agrandies proportionnellement, mais assez minces et bien conformées.

La cloison inter-ventriculaire est d'un peu plus de deux centimètres d'épaisseur.

Cœur gauche. L'oreillette gauche est un peu plus vaste que la droite. La circonférence de son orifice est de près de treize centimètres. La valvule est épaisse, presque fibro-cartilagineuse, les lames étant rapprochées de manière à lui donner l'aspect d'un ruban, non adhérentes au ventricule, mais bridées par des tendons courts qui devaient gêner son jeu.

Le ventricule, siége essentiel de l'hypertrophie, est d'abord remarquable par la force de ses colonnes charnues qui sont courtes et trapues. De la base de l'une d'entre elles part un petit filet tendineux, très mince, qui va s'insérer sur le côté correspondant du ventricule, à trois centimètres environ au-dessous de l'orifice aortique ; vers le point de cette insertion, l'endocarde, opalin dans cette région, présente une sorte de petite plaque un peu saillante de quatre à cinq millimètres d'étendue et d'un millimètre d'épaisseur, d'apparence fibreuse. La paroi du ventricule est ferme et de deux centimètres ; elle ne commence à décroître que dans le voisinage de la pointe du cœur, qui est mousse et arrondie.

De l'eau versée dans l'aorte reflue ; les valvules sont donc suffisantes : épaissies d'ailleurs, agrandies notablement, leur hauteur est d'un peu plus de deux centimètres, au lieu de douze à quatorze millimètres, c'est-à-dire moins d'un centimètre et demi. La circonférence de cet orifice est de huit centimètres environ.

Comme le cœur droit, le cœur gauche ne contenait que des concrétions noirâtres, mollasses, non organisées.

Rapprochons maintenant les lésions cadavériques des principales assertions de notre diagnostic.

J'avais dit : *hypertrophie considérable du cœur, 500 grammes* : nous avons trouvé 720 grammes ; je ne répèterai pas la raison générale de cette erreur ; je dirai qu'ici un motif spécial de cette évaluation trop minime fut la situation de la pointe du cœur, placée, par suite peut-être de l'épanchement abdominal, dans le cinquième espace intercostal, et seulement un peu en dehors du sein.

Dilatation relative et absolue des oreillettes. Je m'étais dit : les oreillettes sont dilatées, non-seulement *relativement* à leur rapport habituel de capacité avec la capacité des ventricules, mais encore *absolument*, c'est-à-dire, abstraction faite de ce rapport. Car l'hypertrophie est générale ; car il y a depuis longtemps stase du sang; or, nous n'avons pas de signes d'insuffisance mitrale ou tricuspide; donc, si le sang séjourne dans les oreillettes, c'est que celles-ci, dilatées, ont perdu leur ressort.

L'autopsie a confirmé cette vue, en nous montrant, il est vrai, une dilatation non moins prononcée des ventricules que des oreillettes elles-mêmes, les ventricules étant de plus amincis dans leurs parois, et, par conséquent, peu robustes dans leurs contractions. Qu'est-ce en effet que deux centimètres d'épaisseur vers la base pour le ventricule gauche d'un cœur qui pèse 720 grammes au lieu de 260 à 280, quand la moyenne d'épaisseur de ce ventricule est d'un centimètre et demi? De cette circonstance résultaient sans doute, chez notre malade, l'impulsion du cœur modérée, la petitesse du pouls radial, les bruits mal frappés, et, par suite de la stase d'une partie du sang, toutes les infiltrations séreuses que nous avons notées, la distension des jugulaires, la dyspnée, etc.

Épaississement, déformation et peut-être adhérences des valvules gauches spécialement. Pourquoi ces lésions? Parce que nos deux bruits étaient mal frappés; parce que nous n'avions nulle part de claquement valvulaire, que nous devions, par conséquent, supposer le jeu des valvules empêché, et que, l'absence de souffle et de frémissement vibratoire excluant l'idée de plaques calcaires ou de végétations, restaient alors, comme probables, les adhérences des lames valvulaires, soit entre elles, soit avec la partie voisine du ventricule.

Que trouvâmes-nous, en effet? Une valvule tricuspide épaissie, agrandie en proportion de l'orifice, mais adhérente vers sa partie moyenne, une valvule mitrale épaissie de même, mais bridée par des tendons trop courts, évidemment insuffisante pour un orifice aussi agrandi (près de 13 centimètres, au lieu de 10 1/2), laissant, par conséquent, rétrograder une partie du sang au premier temps, ainsi que le prouve la dilatation considérable de l'oreillette gauche.

Et si l'on me demande comment cette insuffisance bicuspide n'était pas accusée par un souffle au premier temps, je dirai que la cause en est, sans doute, dans le peu de vigueur avec lequel la colonne sanguine était expulsée par le ventricule gauche dilaté.

Que trouvâmes-nous enfin pour les orifices artériels? Des valvules aortiques, et surtout pulmonaires, encore agrandies, et, par cela même, moins aptes que dans l'état normal à la production d'un claquement.

Sans rétrécissement absolu ni végétations. J'aurais pu ajouter: *ni plaques crétacées.* Je l'ai dit tout à l'heure, l'absence de souffle et de frémissement mettait ce fait hors de doute. L'autopsie confirma pleinement ce point du diagnostic.

Peut-être étroitesse de l'orifice pulmonaire. C'était là une pure supposition, basée sur un petit piaulement éloigné de l'oreille, non propagé dans les carotides, et que j'entendis à deux ou trois reprises entre le sein et le sternum. L'autopsie n'a pas vérifié notre hypothèse. J'avoue pourtant qu'il n'est pas encore prouvé pour moi que l'orifice pulmonaire n'a pas été le point de départ de ce bruit faible et lointain, mais alors, bien entendu, sous l'influence non pas d'une lésion fixe, mais simplement de quelque obstacle momentané et mobile, tel qu'une petite concrétion sanguine que le torrent circulatoire aura ensuite entraînée.

Épanchement peu considérable dans le péricarde. On ne m'objectera pas, je pense, le verre de sérosité trouvé après la mort; car qu'est-ce que cette quantité, relativement à la capacité agrandie de notre péricarde? La pointe du cœur, que nous sentions battre sous notre doigt dans le cinquième espace intercostal, ne nous permettait pas d'admettre un épanchement un peu considérable, qui eût été incompatible avec ce voisinage de l'organe.

Je ne dis rien de l'œdème pulmonaire; et, comme dans l'observation précédente, je terminerai cette analyse en demandant si la concordance entre le diagnostic et l'autopsie n'est pas assez complète pour prouver la valeur des moyens d'observation à l'aide desquels on peut obtenir un pareil résultat pratique.

OBS. 12. — *Épaississement et déformation des valvules gauches. Rétrécissement médiocre de l'orifice aortique.* — Joseph Voisin, cinquante-trois ans, concierge, entre, le 20 août 1841, salle Saint-Jean-de-Dieu, nº 21.

Cet homme ; d'une constitution assez forte, soldat autrefois pendant vingt-cinq ans, fut, en général, assez bien portant. Il eut cependant deux atteintes de fièvre intermittente, l'une en 1808, l'autre en 1815, et chacune ne dura qu'un mois. En 1818, il paraît avoir eu une fluxion de poitrine gauche, qui dura trois mois, et enfin, en 1826, des douleurs rhumatismales dans les bras et les mollets spécialement, avec fièvre et sueurs abondantes. Traité alors au Val-de-Grâce par des ventouses et un bain, il prétend être sorti guéri au bout de huit jours. Bien portant, dit-il, depuis lors jusqu'à présent, il remarqua cependant, il y a un an, que sa respiration devenait plus courte et que son cœur palpitait en montant. Ces symptômes augmentèrent il y a un mois spécialement, et il s'y ajouta un peu d'enflure des membres inférieurs, disparaissant en partie dans le décubitus horizontal. Il a gardé le lit depuis trois semaines d'une manière non continue.

État actuel. Pas de bouffissure du visage ; œdème assez notable des pieds, des jambes et du poignet gauche ; pas de signes positifs d'ascite ; le pouls à 76, vibrant, surtout à droite, où il est plus développé qu'à gauche, par suite sans doute de l'œdème indiqué.

Les pulsations de la radiale droite se remarquent dans une assez grande étendue. Entre le sein gauche et le sternum, voussure de six degrés environ. Battements du cœur assez largement étendus, quoique la pointe de l'organe, peu facile à saisir au premier abord, ne batte que dans le cinquième espace intercostal, et plutôt en dedans qu'en dehors du sein. La main, fortement appliquée sur la région précordiale, perçoit un frémissement vibratoire bien distinct, mais profond. La matité ne paraît être que de six à sept centimètres environ carrément; mais la présence du poumon s'oppose à ce que cette détermination soit faite bien exactement. Dans la région précordiale, et surtout vers la pointe du cœur, on distingue, au premier temps, un bruit de souffle assez étroit et qui, de temps en temps, simule presque un piaulement. Le second claquement est tout-à-fait nul; et, à sa place, on distingue difficilement un peu de souffle beaucoup plus court. Vers la base de l'organe et en se rapprochant de l'orifice de l'aorte, le premier souffle persiste, mais le second, tout en se prononçant davantage, est accompagné d'un claquement assez net. A partir de ce point, si l'on suit une ligne oblique en se dirigeant vers la clavicule droite, le double souffle devient encore plus marqué et son maximum paraît être vers la partie moyenne du trajet qui vient d'être indiqué. Cependant, il n'existe là ni tumeur, ni frémissement sous la main. Le souffle se propage dans les carotides ; ces artères présentent des battements forts et visibles. Il en est de même des sous-clavières ; on constate même dans la sous-clavière droite un frémissement vibratoire assez notable. Pas de distension bien marquée des veines jugulaires. Battements assez forts au tronc cœliaque, à l'aorte abdominale et aux crurales, sans souffle. Rien de bien notable du côté de l'appareil respiratoire.

Si l'on a suivi avec quelque attention l'analyse des observations antérieures, il est impossible, à mon avis, que, dans le simple exposé des symptômes que nous venons d'énumérer, on ne lise pas de suite, et pour ainsi dire comme au travers d'un voile transparent, le diagnostic presque complet de notre malade. Cherchons, d'ailleurs, à en faire ressortir les principaux traits, et nous verrons ensuite si notre diagnostic actuel sera en rapport avec celui qui fut porté au lit du malade, et surtout avec le rigoureux témoignage de l'autopsie.

Nous avons noté d'abord un peu d'œdème partiel :

nous avons donc ici une certaine gêne à la circulation veineuse. Mais nous n'avons, comme dans le cas précédent, ni anasarque générale, ni ascite ; ne nous attendons donc pas à retrouver des conditions de stase sanguine aussi prononcées. Au reste, nous ne pourrons bien les préciser qu'après avoir achevé notre examen.

Sans aucun doute, il y a ici hypertrophie générale et considérable. Nous ne nous tromperons guère, je pense, en évaluant le poids du cœur au double du poids normal : disons donc de 500 à 550 grammes. Mais quelle espèce d'hypertrophie? Est-ce, comme chez notre malade précédent, une hypertrophie passive en quelque sorte, avec dilatation et amincissement des parois ? Non, sans doute ; la vibrance du pouls nous indique, au contraire, une hypertrophie active, affectant bien probablement le ventricule gauche spécialement. Arrivons maintenant aux orifices. Cette vibrance et ce développement du pouls excluent d'abord toute idée, ou d'un rétrécissement *considérable* de l'orifice aortique, ou d'une insuffisance bien prononcée elle-même de la valvule mitrale. Cependant, l'application de la main *sur la région précordiale* nous a fait percevoir un frémissement. Donc, nous avons là des orifices lésés à un assez haut degré. Au reste, que nous dit l'auscultation ?

Vers la pointe du cœur, c'est-à-dire, en quelque façon, entre les orifices bicuspide et aortique, un souffle assez étroit au premier temps, un souffle beaucoup plus court au second temps; pas de claquement. A quel orifice appartiennent ces souffles ? Viendraient-ils tous les deux de l'orifice aortique insuffisamment ouvert et insuffisamment fermé ? Nous ne pouvons le savoir encore : pour nous en assurer de suite, approchons notre oreille de cet orifice; le premier souffle persiste, et le second se prononce davantage; mais, chose singulière, celui-ci est accompagné cette fois d'un claquement assez net. D'où vient cette bizarrerie ? Tout à l'heure, où le souffle était court, pas de claquement. Maintenant, il est plus fort, et nous avons un claquement valvulaire.

La réponse est facile. C'est que, sans doute, ces deux souffles du second temps sont d'origine différente; c'est que le premier se produisait à l'orifice bicuspide et, si court qu'il fût alors, il suffisait, par son voisinage, à voiler pour nous le claquement de l'orifice aortique. C'est que, quand nous nous sommes approchés de ce dernier orifice, son claquement s'est alors démasqué, et, s'il est encore mêlé d'un souffle, et surtout d'un souffle plus fort que celui que nous avions d'abord constaté, c'est que, probablement, ce second souffle a sa cause dans un état particulier de la face interne de l'aorte. Poursuivons, d'ailleurs, notre examen, et cette hypothèse deviendra pour nous une certitude quand, en suivant le trajet de l'aorte ascendante, nous verrons que c'est en effet dans cette région que le double souffle présente son maximum d'intensité.

Résumons-nous donc et disons maintenant : *Déformation des deux orifices gauches, la valvule bicuspide étant peut-être insuffisante* (pas de claquement au premier temps); *mais à un faible degré* (développement du pouls); *les valvules sigmoïdes n'étant pas insuffisantes* (claquement du second temps); *mais l'orifice qu'elles ferment étant rétréci* (piaulement du premier temps, vers l'orifice aortique). Ajoutons : *Plaques crétacées dans l'aorte*, et enfin, pour exprimer aussi ce que nous annoncent indubitablement les battements si forts du système artériel, *hypertrophie des principales artères.*

Voyons maintenant quel fut notre premier diagnostic. Il ne fut pas aussi complet. M. Bouillaud étant absent, voici ce que je dictai d'abord au lit du malade:

Hypertrophie générale assez considérable du cœur. —Épaississement et déformation des valvules gauches. —Hypertrophie des principales artères.

Plus tard, déterminé par la persistance du piaulement, j'ajoutai : *là lésion principale est à l'orifice de l'aorte, et elle consiste là dans un rétrécissement.*

Voyons maintenant ce que nous apprendra l'autopsie. Elle eut lieu le 24 septembre, le malade ayant succombé la veille, presque à l'improviste.

Autopsie. Pas de sérosité dans le péricarde.

Le cœur, presque globuleux, arrondi et mousse à sa pointe, pèse, avec l'origine des gros vaisseaux, 590 grammes. Cette hypertrophie affecte spécialement le ventricule gauche. Les quatre cavités ne contiennent pas de concrétions sanguines notables.

Cœur droit. L'oreillette est sensiblement dilatée; elle pourrait contenir un œuf assez gros. Elle est fermé, charnue, vermeille à l'intérieur.

La valvule tricuspide est un peu plus épaisse que normalement, mais sans déformation. La circonférence de l'orifice est de près de douze centimètres.

Le ventricule ne présente qu'une capacité moyenne, étroite, relativement à celle de l'oreillette. Rien de notable pour ses parois qui, vers la base même, ne sont pas d'un centimètre.

Les valvules de l'artère pulmonaire sont bien conformées : l'orifice a près de huit centimètres de circonférence.

Cœur gauche. L'oreillette gauche est dilatée au point de pouvoir contenir une petite orange.

L'orifice bicuspide, qui participe à cette dilatation, a une circonférence de près de douze centimètres (au lieu de dix et demi) ; sa valvule est considérablement épaissie, presque cartilagineuse, hérissée, à son bord libre, de petites végétations encore charnues, sans matière crétacée ; mêmes végétations sur les cordes tendineuses qui y aboutissent. Les colonnes charnues remarquables par leur force et leur grosseur.

Le ventricule est moins remarquable par sa dilatation que par l'épaisseur de ses parois. Celles-ci ont en effet un peu plus de trois centimètres vers la base, et cette épaisseur ne décline que d'une manière presque insensible jusque vers la pointe. Quant au tissu, il est ferme et d'un rouge vermeil, et rappelle, par son aspect, les muscles les plus vigoureux. L'endocarde présente une teinte légèrement opaline.

L'orifice aortique est manifestement rétréci, et relativement et même absolument : sa circonférence est de sept centimètres (un centimètre de moins que celle de l'orifice pulmonaire, tandis que normalement l'un et l'autre sont à peu près égaux). Ses valvules sont épaissies très notablement, surtout vers leur bord libre qui est rugueux, un peu inégal, présentant de petites végétations comme athéromateuses ou même, pour plusieurs d'entre elles, comme ostéopétrées, petites, au reste, et plus sensibles au doigt qu'à la vue. L'origine de l'aorte présente aussi des amas, par plaques encore peu saillantes, de cette même matière qui gratte le doigt qu'on y promène; on en retrouve jusque vers la partie moyenne de l'aorte descendante. L'aorte est en outre remarquable par son épaisseur ; et toutes les grosses artères participent à cette hypertrophie. Une des crurales, ouverte et placée auprès d'une crurale normale, offre une capacité presque double.

Que dirai-je maintenant de cette autopsie, si ce n'est que son histoire s'est trouvée faite presque complètement d'avance par notre analyse raisonnée des symptômes? Nous y avons vu en plus, cependant, la dilatation des oreillettes et surtout de l'oreillette gauche, ce qui nous est une raison de plus d'admettre l'insuffisance de la valvule bicuspide, l'orifice correspondant

BIBLIOTHÈQUE ROYALE

étant d'ailleurs notablement dilaté (douze centimètres au lieu de dix et demi). Cette dilatation des oreillettes, cause bien probable, mais un peu secondaire, de stase sanguine, nous explique les infiltrations incontestables, sans doute, mais peu étendues, que nous avons notées. Un autre trait encore qui manquait à notre analyse, c'est l'existence de ces petites végétations que le frémissement vibratoire aurait pu nous faire supposer, frémissement qui, en effet, n'avait pas d'autre cause, à moins que les plaques aortiques et le rétrécissement de l'orifice de l'aorte n'y contribuassent aussi pour une faible part. Remarquons encore, à l'occasion de ces petites concrétions fibrineuses, véritables rudiments de concrétions calcaires et autres, que leur disposition, sur le bord libre de la valvule bicuspide et le long des cordes tendineuses de cette valvule, semble nous donner la clé du mécanisme de leur formation. Quoi de plus analogue, en effet, au balai sur les brins duquel la fibrine du sang se dépose dans nos laboratoires, que ces cordes si déliées s'agitant sans cesse au milieu d'un sang secoué d'ailleurs si violemment par les contractions énergiques d'un ventricule hypertrophié?

OBS. 13. — *Double rétrécissement avec insuffi-*

sance bicuspide et peut-être aortique. — Adhérences péricardiques. — Lucien Baude, vingt-sept ans, tailleur, entré le 2 septembre 1841, salle Saint-Jean-de-Dieu, n° 23.

Ce jeune homme, d'une constitution moyenne, un peu délicate, d'un tempérament lymphatique, fut atteint, vers l'âge de neuf ou dix ans, d'un rhumatisme aigu généralisé qui, depuis lors, aurait reparu presque chaque année, si ce n'est depuis cinq ans. A une époque qu'il ne peut préciser exactement, mais qui remonte au moins à six ans, il commença à éprouver des palpitations et de l'étouffement qui persistèrent jusqu'à présent, mais dont il ne fut notablement gêné que depuis huit mois environ. Depuis lors aussi, toux assez fréquente, et, dans ces derniers temps, tuméfaction œdémateuse des membres inférieurs, puis du scrotum, puis de l'abdomen. Il garde le lit depuis trois mois.

État actuel. Le malade est assis sur son lit. Le visage est pâle et bouffi. Gonflement œdémateux considérable des pieds, des jambes, des cuisses, du scrotum et du pénis. Tuméfaction de l'abdomen, avec un peu de matité dans les parties déclives. Les extrémités froides. Le pouls à quatre-vingt-huit, peu développé, un peu inégal. Voussure précordiale de trois ou quatre degrés. Les battements assez profonds, mais étendus, accompagnés par intervalles d'un peu de frémissement vibratoire au-dessous du sein. La pointe du cœur bat dans le cinquième espace intercostal, ou entre cet espace et le sixième, et les battements s'étendent de ce point jusqu'à plusieurs centimètres au-dessus du sein, et jusque dans le voisinage du sternum; la matité précordiale étant de 7 centimètres environ carrément. Quant aux bruits du cœur, au lieu de claquements, ils ne présentent qu'un souffle double, assez rude et râpeux, beaucoup plus prononcé au premier temps qu'au second, dont le bruit est presque entièrement effacé; ce souffle s'entendant à son maximum dans le voisinage du creux inférieur du sternum. Dans les autres points, on distingue un bruit de choc sourd et assez mat qui se mêle au souffle du premier temps. Pas de souffle notable dans les carotides. Ces artères, ainsi que les sous-clavières, présentent des battements d'une force remarquable. Les jugulaires sont un peu distendues. On entend un râle sous-crépitant à bulles assez nombreuses en arrière, à la base, des deux côtés.

D'après ces signes, quelles lésions valvulaires allons-nous diagnostiquer ici? J'avoue que, de prime abord, ce cas semble plus difficile que le précédent à analyser bien complètement. Cependant, si nous considérons qu'il y a absence de claquement valvulaire, absence plus complète au premier temps qu'au second, nous serons déjà portés à admettre une double lésion valvulaire affectant surtout la valvule bicuspide. De cette absence complète de claquement bicuspide nous conclurons en outre l'insuffisance de cette valvule. Quant à l'orifice aortique, nous hésiterons peut être relativement à son insuffisance ; mais l'effacement, sinon total, du moins presque entier, de son claquement valvulaire, ne nous permettra pas de méconnaître un certain degré d'altération de cette valvule. Le frémissement vibratoire accusera bien aussi lui-même l'altération prononcée d'un orifice : mais duquel? En tenant compte de la situation de ce frémissement au-dessous du sein plutôt qu'au-dessus, nous aurons quelque raison de l'attribuer de préférence à l'orifice bicuspide.

Au reste, une analyse aussi détaillée n'est pas toujours possible au lit du malade et sous l'inspiration seule d'un premier examen. Tel ne fut pas d'ailleurs le diagnostic de M. Bouillaud. Cet habile observateur constata, à son tour, ce que nous avions noté la veille, et il dicta ce qui suit :

Hypertrophie du cœur et des principales artères.— Induration, épaississement des valvules gauches, avec rétrécissement des orifices. — Soupçon d'adhérences du péricarde.

Pourquoi ce rétrécissement des orifices ? Parce qu'il nous faut en effet, ou cette cause, ou une insuffisance bien marquée, pour expliquer la coïncidence d'un pouls aussi peu développé, aussi inégal, avec des battements en apparence aussi étendus ; parce que sans doute le rétrécissement parut à M. Bouillaud plus probable que l'insuffisance, vu le timbre du souffle, ce timbre dont la nuance ne peut être saisie que par une oreille exercée ; parce qu'enfin le frémissement vibratoire motivait assez bien lui-même ce diagnostic.

Pourquoi enfin ce soupçon d'adhérences péricardiques ? Parce qu'en effet, comme M. Bouillaud nous le fit observer, nous avions là des battements très étendus, mais profonds et comme gênés ; parce que sous la main et sous l'oreille on ne retrouvait pas ce jeu franchement exagéré, cette liberté d'impulsion d'un cœur simplement hypertrophié. J'avoue, du reste, qu'il ne fallait rien moins que toute l'habitude et l'expérience consommée de notre moderne Corvisart pour saisir ces nuances de diagnostic que lui-même, d'ailleurs, n'exprimait que sous la forme de soupçons.

Cette fois encore, le contrôle de l'autopsie ne se fit pas longtemps attendre. Le 9 septembre au soir, le malade succomba dans un état d'orthopnée et d'affaissement général.

Autopsie. Le péricarde renferme cinq à six cuillerées d'un liquide rougeâtre, comme sanguinolent. L'ouverture de cette cavité, pratiquée par sa face antérieure, ne se fait qu'avec difficulté, par suite d'adhérences intimes et à filaments assez courts, qui unissent le péricarde au cœur, surtout à sa face antérieure et sur sa face latérale gauche, adhérences qu'il faut disséquer pour mettre le cœur à nu. Dans le reste de son étendue, et notamment sur sa face ventriculaire droite, le cœur présente plusieurs plaques blanchâtres, épaisses, qu'on ne détache qu'avec difficulté.

Le cœur est considérablement et généralement hypertrophié. Cette hypertrophie affecte spécialement le ventricule gauche et les deux oreillettes. A l'intérieur, il ne renferme que des concrétions mollasses et noirâtres. Lavé, il pèse, après quelques instants de dessiccation, 493 grammes.

Cœur droit. L'oreillette, énormément dilatée, pourrait contenir une assez grosse orange. Elle est ferme, charnue, bien vermeille. La circonférence de l'orifice tricuspide est de 11 centimètres 1/2 (normale). Sa valvule, fortement épaissie, fibro-cartilagineuse, surtout vers son bord libre, adhère au ventricule par l'extrémité la plus voisine de l'artère pulmonaire. Les tendons qui s'y insèrent sont courts, fermes, et aboutissent à des colonnes assez robustes et comme trapues. Cependant le ventricule droit est peu dilaté proportionnellement, et son maximum d'épaisseur, qui répond à sa base, n'est que d'un centimètre.

Les valvules de l'artère pulmonaire sont bien conformées. L'orifice a 8 centimètres de circonférence.

Cœur gauche. Rien de bien notable pour le calibre, non plus que pour la face interne de l'aorte. Les valvules, sensiblement épaissies, conservent encore un peu de transparence vers leur partie moyenne, mais leur bord libre est transformé en un bourrelet cartilagineux, criant sous le scalpel, très dur sous le doigt, mais sans ossification ni déformation notable, si ce n'est que ces valvules adhèrent ensemble, par leurs bords voisins, de manière à rétrécir la lumière de cet orifice, qui, en ménageant ces adhérences, n'offre qu'une circonférence de 6 centimètres 1/2.

Le ventricule gauche est dilaté et pourrait loger un gros œuf. Il est épaissi dans ses parois qui sont fermes, vermeilles, épaisses de près de 2 centimètres presque jusqu'à la pointe qui est assez mousse et arrondie. Les colonnes charnues sont généralement robustes, et surtout les deux colonnes qui vont aboutir par leurs tendons à la valvule bicuspide.

Cette valvule, n'ayant point été fendue, présente à son centre une ouverture un peu ovalaire, de près d'un centimètre 1/2 d'étendue, qui, comme une sorte de soupirail, laisse arriver le jour dans la région profonde du ventricule. Cette ouverture est d'ailleurs circonscrite entièrement par un amas de matière crétacée, formant une série circulaire de concrétions ou de noyaux dont plusieurs ont le volume de gros pois, inégales d'ailleurs, très dures, raboteuses, et remplaçant presque en totalité la valvule devenue ainsi méconnaissable, et quelques-unes d'entre elles descendant même, comme des stalactites, dans l'épaisseur des tendons qui s'y fixent. La circonférence de l'orifice auriculo-ventriculaire, mesurée sans l'ouvrir, est de 9 à 10 centimètres (au lieu de 10 1/2). L'oreillette correspondante est assez vaste, mais un peu moins que l'oreillette droite. Elle est cependant assez ferme aussi, charnue et vermeille.

Les deux poumons, et surtout le gauche, sont engoués postérieurement.

Cette autopsie a peu besoin de commentaires. Sauf l'hypertrophie des artères que je n'y trouve pas notée, peut-être d'ailleurs parce que nous avons omis de la rechercher, elle confirme en tout point le diagnostic de M. Bouillaud : *adhérences du péricarde, rétrécissement des orifices gauches*. Remarquons aussi que l'insuffisance de la bicuspide et la prédominance de lésion de cette valvule s'y trouvent vérifiées. Les signes qui avaient fixé notre attention plus spécialement sur cette double circonstance ne nous avaient donc pas trompés.

Je ne doute pas non plus maintenant que l'adhérence des lames valvulaires aortiques entre elles, d'où résultaient en quelque sorte le froncement et le rétrécissement de l'orifice correspondant, n'ait eu de plus pour résultat une certaine insuffisance de ces valvules, et que notre faible claquement du second bruit n'ait été produit bien moins par ces valvules que par celles plus éloignées, mais normales, de l'artère pulmonaire.

Mais ne dirons-nous rien aussi de l'orifice tricuspide? Sa circonférence, qui, en nous présentant le chiffre d'un cœur normal, était, par cela même, rétrécie relativement, diminuée encore par l'adhérence au ventricule d'une partie de sa valvule, ne se trouvait-elle pas, par ce double fait, dans des conditions d'étroitesse morbide, que sais-je? de clôture imparfaite, d'insuffisance, dont nous devons tenir compte pour nous expliquer et la dilatation de l'oreillette droite, et la gêne de la circulation veineuse, cause des infiltrations séreuses que nous avons notées? J'avoue que, pour ma part, je suis fortement disposé à le croire. Nous pourrions même, à ce propos, nous demander si ce n'était pas cette lésion tricuspide qui produisait le souffle que nous avons entendu vers le creux inférieur du sternum, région qu'on a indiquée en effet, et Laennec tout le premier, comme siége des bruits morbides du cœur droit. C'est une question que je me contente de poser pour le moment.

Ainsi donc, pour résumer nos principaux phénomènes morbides, *frémissement vibratoire* : état crétac de l'orifice bicuspide.

Souffle du premier temps : étroitesse aortique, insuffisance bicuspide, et peut-être insuffisance tricus pide, ces deux derniers orifices ne pouvant donner de claquements.

Souffle du second temps : étroitesse bicuspide et étroitesse tricuspide, un peu d'insuffisance aortique.

Peu de claquement au second temps : jeu imparfait des valvules aortiques, le claquement des pulmonaires étant masqué par le souffle.

Il me reste encore maintenant à prévenir une objection. Si l'orifice aortique était pour quelque chose dans la production du premier souffle, pourquoi celui-ci ne se propageait-il pas dans les carotides? Parce que, sans doute, la colonne sanguine, partagée dans le ventricule gauche entre l'orifice bicuspide resté béant et l'orifice aortique, ne frottait pas en assez grande quantité contre ce dernier orifice pour que le souffle, résultat de ce frottement, pût se propager jusqu'aux carotides. C'est ce que nous prouve la faiblesse du pouls. Et si l'on opposait maintenant à cette explication la force des battements des carotides et des sous-clavières, je répondrais que cette force n'est pas toujours en raison du volume de la colonne de sang qui les traverse, témoins ces battements partiels localisés du tronc cœliaque ou des carotides elles-mêmes, que présentent souvent les chlorotiques et qui en ont imposé quelquefois pour des battements anévrysmatiques, ou qu'on a signalés dans plusieurs cas de troubles notables d'innervation, et dans le choléra lui-même (voy. le mémoire de MM. Serres et Nonat sur le choléra).

Obs. 14. —*Rétrécissement et insuffisance bicuspides. Épaississement des valvules aortiques. Insuffisance tricuspide. Adhérences péricardiques.*— Joseph Viard, 22 ans, vernisseur, entré le 4 octobre 1840, salle Saint-Jean-de-Dieu, n° 12.

Bien portant jusqu'à 18 ans, ce jeune homme, d'un tempérament lymphatique, eut, à cette époque, un rhumatisme articulaire aigu généralisé, dont il fut traité dans cet hôpital et qui dura trois mois. Pendant cette maladie se déclarèrent des palpitations avec douleur précordiale très vive. Il dit se rappeler qu'en l'auscultant on entendait un bruit de souffle. Ces derniers accidents le retinrent un mois de plus à l'hôpital et furent combattus par des ventouses et des cataplasmes laudanisés. Enfin le malade sortit bien guéri, n'éprouvant plus, dit-il, ni palpitations, ni étouffement. Au bout de deux ans, nouvelle attaque de rhumatisme avec palpitations plus fortes encore. Cette fois, ce ne fut qu'après un séjour de six mois que le malade put quitter l'hôpital, et même, depuis lors, il resta sujet à des palpitations qui, depuis huit mois, l'ont empêché de reprendre ses occupations, et auxquelles s'ajouta, il y a 8 jours, l'infiltration des membres inférieurs, des parties génitales et de l'abdomen.

État actuel. Le malade est assis, les jambes pendantes hors de son lit : elles sont infiltrées, surtout dans leur tiers inférieur, ainsi que le scrotum et la peau du pénis. La cavité abdominale, distendue par un épanchement considérable, rend un son complètement mat jusqu'à deux centimètres environ au-dessus de l'ombilic. Le visage est aussi notablement bouffi, pâle d'ailleurs et anémié ; les lèvres un peu violacées, les extrémités froides.

Le pouls est à 96, petit, mais assez régulier. Pas de voussure précordiale, pas de frémissement vibratoire, mais l'impulsion assez forte et étendue. La pointe du cœur bat dans le sixième espace intercostal, un peu en dehors du sein. La matité verticalement est de 8 centimètres environ, et de plus de 9 transversalement. On entend, dans toute la région précordiale, mais spécialement dans celle des cavités gauches, un double souffle rude, râpeux, remplaçant les bruits valvulaires, prolongé, surtout au second temps, et accompagné d'un mélange de tintement auriculo-métallique et de bruit sourd et mat, double résultat du choc du cœur contre la paroi pectorale. Le souffle ne se propage pas distinctement dans les carotides. Nous notons enfin, du côté de l'appareil respiratoire, un râle sous-crépitant bien dessiné en arrière, des deux côtés, surtout à droite.

Le lendemain matin, M. Bouillaud ajoute à ce qui précède qu'en s'approchant de la région sous-claviculaire droite, le second bruit se dégage, et que là on l'entend très distinctement offrant un timbre légèrement parcheminé.

Cette addition est importante; car elle nous met à même de diagnostiquer cette maladie d'une manière probablement complète et précise. Et, en effet, nous avons un double souffle : avons-nous, par cela seul, une double lésion ? non sans doute; ou, si elle est double, elle peut du moins prédominer à l'un des deux orifices. Quel est cet orifice ? D'une part, nous n'avons pas de souffle bien distinct dans les carotides; d'autre part, en nous éloignant du cœur, un moment arrive où nous retrouvons le claquement du second temps modifié seulement dans son timbre. Donc c'est l'orifice bicuspide qui est spécialement lésé, et dont la valvule est probablement insuffisante et le diamètre rétréci, les valvules aortiques étant épaissies, mais suffisantes. Nous pourrions même, forts aujourd'hui du résultat de nos observations antérieures, ajouter que l'étendue des infiltrations séreuses nous porte à admettre en outre une dilatation de l'oreillette droite (sans préjudice de celle de l'oreillette gauche), avec dilatation et peut-être insuffisance de l'orifice tricuspide.

M. Bouillaud se contenta, le premier jour, de diagnostiquer : *une hypertrophie générale du cœur avec épaississement et déformation des valvules gauches.* Quelques jours après, il dicta ce qui suit :

« Le bruit râpeux qui absorbe le claquement valvulaire est très rude, comme étroit dans la région des cavités gauches, où l'on sent plutôt un choc qu'on ne distingue des bruits ; mais, vers la partie inférieure du sternum, le double souffle râpeux devient plus prononcé et plus ample ; il semble que le cœur soit comme gêné dans le péricarde qui l'enveloppe. »

Le 21 novembre le malade succomba. Une indisposition ne m'ayant pas permis d'assister à l'autopsie, elle fut dictée par M. Bouillaud.

Autopsie. Le feuillet pariétal du péricarde adhère de toutes parts avec le feuillet cardiaque, et ainsi se trouve expliquée la gêne des mouvements du cœur indiquée du vivant du sujet. Cette adhérence est intime et formée au moyen d'un tissu cellulaire très serré.

Le cœur est gorgé de caillots. Hypertrophie avec dilatation du ventricule et de l'oreillette du côté droit; les colonnes de l'oreillette sont doubles de l'état normal. La valvule tricuspide épaissie forme une espèce de ruban étroit, fibro-cartilagineux, ne pouvant fermer l'orifice qui est plus large d'un tiers que dans l'état ordinaire. Les valvules pulmonaires sont saines.

De l'eau versée dans l'aorte reflue : les valvules aortiques, conservant à peu près leur forme normale, sont seulement un peu ratatinées et opaques, par suite de leur épaississement fibro-cartilagineux. Elles ont quintuplé d'épaisseur et sont un peu rouges à leur bord libre. L'orifice n'offre pas de rétrécissement notable.

Le ventricule gauche est d'un volume et d'un poids au moins doubles de l'état normal, avec dilatation de sa cavité; ses parois ont une épaisseur de deux centimètres et demi environ.

Les deux lames de la valvule bicuspide sont réunies par leur commissure, de manière à former un anneau fibro-cartilagineux, à lèvres très épaisses, analogues à celles de la glotte, avec rétrécissement de l'orifice correspondant qui admet assez facilement le bout du doigt indicateur.

Dans toute son étendue la membrane interne de l'oreillette gauche est épaissie, ridée, un peu chagrinée. La couche musculeuse a une épaisseur de 4 à 5 millimètres.

Les deux poumons n'offrent à noter qu'une congestion séreuse ou sanguine vers les parties déclives.

Il est aisé de voir que les réflexions que m'a suggérées l'observation précédente sont, en grande partie, applicables à celle-ci. J'y renvoie donc le lecteur. Et, en effet, dans celle-ci encore, nous avons des adhérences péricardiques diagnostiquées, ou du moins soupçonnées; le rétrécissement et l'insuffisance bicuspides; l'insuffisance tricuspide, avec laquelle, par parenthèse, nous voyons encore coïncider un souffle vers le creux inférieur du sternum; enfin, une lésion aortique sans souffle carotidien. Comme dans l'observation précédente, j'attribue cette dernière anomalie au reflux du sang par l'orifice bicuspide: je ne doute pas que, sans cette circonstance, le souffle aortique ne se fût propagé dans les carotides.

Obs. 15. — *Rétrécissement bi et tricuspide. Insuffisance bicuspide. Léger épaississement aortique.* — Julien Choisy, 49 ans, limonadier, entré le 29 mai 1841, salle Saint-Jean-de-Dieu, n° 16.

D'une constitution moyenne et d'un tempérament lymphatique, ce malade, dès l'âge de 9 ans, fut affecté d'un rhumatisme articulaire généralisé qui dura 5 ou 6 mois. A 21 ans, nouvelle attaque qui eut la même durée. En 1826, troisième attaque qui dura encore plusieurs mois. Il y a 7 ans, pour la première fois, des étouffements et palpitations exigèrent plusieurs applications de sangsues à l'épigastre et plusieurs saignées. Il y a 4 ans, nouveau rhumatisme généralisé, avec palpitations, et qui dura 5 mois. Depuis lors, palpitations de temps en temps, plus intenses depuis 5 mois, avec éblouissements, étourdissements, de la toux depuis un mois, et depuis ces derniers jours un peu d'œdème des pieds.

État actuel. Visage un peu pâle et bouffi. Pas d'ascite. Pas d'œdème des membres inférieurs. La chaleur modérée. Le pouls à 80, un peu inégal, assez régulier, médiocrement développé, non vibrant. La région précordiale présente une voussure de 4 à 5 degrés au cyrtomètre. La pointe du cœur bat directement au-dessous du sein, dans le sixième espace intercostal. On remarque aussi des battements dans le creux sternal inférieur. L'impulsion du cœur est de force moyenne, mais d'étendue assez notable, la matité précordiale étant de 8 centimètres environ carrément. Pas de frémissement vibratoire. Le premier bruit du cœur est complètement remplacé par un souffle râpeux, assez étroit, rappelant un peu le piaulement. Ce souffle s'entend dans toute la région précordiale, mais surtout dans la région des cavités gauches et spécialement de l'orifice auriculo-ventriculaire. A mesure qu'on remonte le long de l'aorte, ce souffle décroît et il disparaît même assez promptement, pour faire place à un bruit sourd et mat. Il ne se propage pas dans les carotides. Quant au second bruit, distinct dans la région précordiale elle-même, il ne consiste, au lieu de claquement, qu'en un bruit dur aussi et assez sourd, sans souffle. Un peu de distension des veines jugulaires. La dyspnée est modérée dans l'état de repos. On note seulement du côté de l'appareil respiratoire un peu de râle sous-crépitant disséminé en arrière, surtout à gauche, et quelques petits craquements secs, probablement pleuraux, en avant, au-dessus du sein gauche.

Le malade rapporte qu'il y a un mois, sa dyspnée habituelle devint asssez forte pour exiger une saignée et qu'elle fut alors accompagnée d'une douleur assez vive en cet endroit.

Raisonnons maintenant ces différents symptômes, et voyons à quel diagnostic ils nous conduiront. Trouvons-nous d'abord, dans l'habitude extérieure, l'indication d'un obstacle bien considérable à la circulation veineuse ? Nous avons la bouffissure du visage, un peu de distension des jugulaires, un peu d'œdème pulmonaire; mais ni ascite, ni infiltration des membres. Nous devons donc supposer une certaine gêne à la circulation du cœur droit, un peu de dilatation par conséquent de l'oreillette de ce côté, mais pas encore de ces dilatations considérables que nous avons vues liées par exemple à l'insuffisance tricuspide ; plutôt donc un peu d'étroitesse au moins relative de cet orifice. Les battements que nous avons notés dans le creux sternal inférieur nous mettent encore en droit de penser que le ventricule droit participe à l'hypertrophie, considérable d'ailleurs, du cœur tout entier.

Arrivons aux cavités gauches. Dans la région qui leur correspond, spécialement dans celle de l'orifice bicuspide, ce qui nous frappe de suite, c'est un souffle rude, assez étroit, prédominant au premier temps, n'empiétant même pas assez sur le second temps pour empêcher d'en saisir le claquement valvulaire, lequel d'ailleurs se prononce d'autant mieux qu'on se rapproche davantage de la région de l'aorte, mais avec le timbre d'un bruit dur et assez sourd. Pouvons-nous méconnaître ici une insuffisance bicuspide avec une certaine étroitesse de cet orifice, et, en même temps, un certain épaississement des valvules aortiques qui ne s'oppose pas à leur redressement, car elles ne sont pas insuffisantes, mais qui obscurcit leur claquement, épaississement qui peut bien être pour quelque chose dans la production du souffle du premier temps, mais pour peu de chose, puisque ce souffle n'arrive pas jusqu'aux carotides, l'orifice étant d'ailleurs assez largement ouvert pour que la colonne sanguine, faiblement dédoublée par l'insuffisance bicuspide, puisse produire une pulsation radiale, non vibrante sans doute et un peu inégale, mais encore assez développée?

Mais quel est le bruit sourd et mat qui, le long de l'aorte, s'est peu à peu dégagé à mesure que décroissait le souffle du premier temps? C'est le claquement imparfait de la valvule bicuspide qui, faiblement insuffisante, n'a pas perdu tout son jeu, et auquel d'ailleurs s'associe le claquement plus lointain, et modifié sans doute aussi lui-même, de la valvule tricuspide. Du reste, nous n'avons pas de frémissement vibratoire : donc ni végétations, ni état crétacé de nos orifices, non plus d'ailleurs que de l'aorte.

Exposons maintenant le diagnostic dicté au lit du malade par M. Bouillaud.

Hypertrophie générale du cœur (480 *grammes environ*). *Épaississement, induration et déformation des valvules gauches, surtout de la bicuspide, avec rétrécissement de l'orifice correspondant.*

Le malade succomba le 15 juin sans avoir rien présenté de nouveau sous le point de vue des symptômes locaux.

Autopsie. Le feuillet cardiaque du péricarde présente plusieurs plaques, dont trois principales, l'une vers la base du ventricule droit, une autre vers la base du ventricule gauche, et une troisième vers le sommet de ce même ventricule. Ces trois plaques forment un relief assez prononcé.

Le cœur est généralement et considérablement hypertrophié, le développement morbide affectant surtout le cœur gauche. Toutes ses cavités contiennent des concrétions sanguines, dont plusieurs fibrineuses antérieures à la mort. Débarrassé de ces caillots, et après avoir macéré dans l'eau pendant près de cinq heures, le cœur pèse 584 grammes. Il est évident que l'eau dont il est imprégné a ajouté à son poids.

Cœur droit. L'oreillette est sensiblement dilatée, assez ferme et vermeille dans son tissu. La circonférence de l'orifice tricuspide n'est que de 10 centimètres (au lieu de 11 1/2). Sa valvule est épaissie, et, du côté le plus voisin de l'artère pulmonaire, elle est un peu adhérente à la partie correspondante du ventricule. Celui-ci est peu dilaté proportionnellement et absolument. Le maximum d'épaisseur de ses parois est d'un centimètre. Les valvules pulmonaires sont bien conformées, un peu plus fortes seulement qu'à l'état normal. L'orifice correspondant a 8 centimètres 1/2 de circonférence.

Cœur gauche. De l'eau versée dans l'aorte reflue aussitôt. Le calibre de ce vaisseau n'offre rien de notable. On remarque seulement à sa face interne et vers son origine quelques petits rudiments de matière crétacée, ne faisant pas encore de saillie notable. Les valvules sigmoïdes, parfaitement conformées, sont seulement fermes et sensiblement épaissies sans avoir perdu complètement leur transparence. L'orifice aortique a 8 centimètres.

Le ventricule gauche, siége essentiel de l'hypertrophie, est sensiblement agrandi dans sa cavité qui pourrait loger un œuf, et épaissi dans ses parois qui ont 2 centimètres 1/2 à la base et près de 2 centimètres vers le sommet qui est mousse et arrondi. Les colonnes charnues sont robustes en proportion.

L'oreillette est assez large aussi ; son tissu est vermeil et charnu. La circonférence de son orifice est de 9 centimètres 1/2 (au lieu de 10 1/2). La valvule très épaisse, plus que toutes les autres, fibro-cartilagineuse, criant sous le scalpel, est de plus adhérente au ventricule par une partie de la face interne de son bord libre, et spécialement dans un tiers de son étendue : elle est donc insuffisante. Les deux colonnes qui s'y fixent sont fortes et terminées par des tendons volumineux.

Les deux poumons présentent un peu d'engouement séreux à leur partie postérieure.

Remarquons d'abord que je m'étais trompé en prenant pour frottement pleural un frottement qui était dû sans doute aux plaques péricardiques que nous venons de rencontrer. Cette erreur eût été facile à éviter si la dyspnée du malade ne se fût opposée, quoiqu'elle fût assez modérée, à ce que nous obtinssions de lui une suspension complète et un peu prolongée de sa respiration, et surtout si le bruit morbide en question, en partie masqué par le souffle, eût été lui-même plus persistant qu'il ne l'était; cette circonstance tenant peut-être à l'inégalité des contractions ventriculaires accusée par l'inégalité du pouls.

Du reste, à part cette appréciation inexacte d'un phénomène accessoire, et relativement à ce qui concerne les orifices du cœur, l'autopsie n'a-t-elle pas, en tout point, confirmé le diagnostic?

Nous avions ici encore une lésion tricuspide et nous n'avons pas noté de souffle dans le creux sternal inférieur; c'est une réflexion négative à rapprocher des remarques opposées que nous ont suggérées deux de nos faits antérieurs.

Obs. 16. — *Étroitesse des deux orifices. Végétations bicuspides et concrétion crétacée aux valvules aortiques.* — Auguste Camuset, 16 ans, entré le 21 mai 1841, salle Saint-Jean-de-Dieu, n° 18 bis.

Ce jeune malade, d'une constitution délicate et d'un tempérament lymphatique, fut bien portant autrefois habituellement. Il y a un an, il eut un rhumatisme articulaire généralisé qui le retint au lit 2 ou 3 mois, et depuis lors il resta sujet à éprouver des douleurs articulaires de temps en temps, et, depuis 3 mois spécialement, des palpitations, de la dyspnée et plusieurs symptômes de congestion cérébrale. Enfin, depuis quelque temps, enflure des membres inférieurs qui se serait même étendue jusqu'au tronc.

État actuel. Un peu de bouffissure du visage. Infiltration des pieds et de la partie inférieure des deux jambes. Infiltration œdémateuse des parois du scrotum, avec gonflement général et transparence qui, au premier abord, simule une hydrocèle. La peau du tronc un peu chaude, à 38° sur l'abdomen. Le pouls à 136, assez petit, mais bien détaché, un peu vibrant, régulier. Voussure précordiale générale mal circonscrite. On remarque dans cette région des battements qui se propagent jusque dans le creux inférieur du sternum; ceux de la pointe du cœur soulevant le sixième espace intercostal un peu en dehors du sein. Ces battements sont assez forts, mais surtout remarquables par leur étendue, accompagnés d'une sorte de frémissement sourd et comme lointain qui se propage le long du trajet de l'aorte ascendante. La matité du cœur est de 7 à 8 centimètres environ carrément.

En appliquant l'oreille sur la région précordiale, on est frappé de suite et en quelque sorte étonné de l'intensité vraiment exceptionnelle d'un souffle tout à la fois râpeux et analogue à un jet de vapeur, souffle double, s'entendant également à droite et à gauche du sein, se propageant jusque sous la clavicule gauche et ne cessant de masquer le second temps que sous la clavicule droite. Là seulement, en effet, on parvient à entendre le claquement du second temps, claquement dur, sec, essentiellement parcheminé, analogue à une chiquenaude vivement assénée. Le souffle du premier temps, que l'on distingue encore dans cette région, se propage, mais faiblement, dans les carotides. Ces artères, et surtout la sous-clavière droite, battent avec force, d'une manière sensible à l'œil. Les jugulaires sont manifestement distendues. Pas de souffle notable dans le tronc cœliaque, ni l'aorte abdominale, ni les crurales, le bruit de ces dernières rappelant aussi la sensation d'une chiquenaude bien détachée. La respiration est gênée, un peu plaintive, à 44-48. Rien autre chose pour les bruits qu'un peu de râle sous-crépitant disséminé.

A sa visite du lendemain, M. Bouillaud constate aussi tous les signes précédents. Il note de plus que le souffle précordial s'entend jusqu'à la distance de 5 ou 6 centimètres de la paroi pectorale, sous forme d'un léger piaulement qui, lorsqu'on applique l'oreille, est effacé par la rudesse du bruit de souffle. Comme la veille, le second bruit ne se dégage que vers la clavicule droite, sous forme d'un claquement parcheminé, un peu voilé, le premier restant masqué par le souffle. En arrière de la poitrine, des deux côtés, le double souffle se fait entendre avec force, couvrant complètement les deux claquements normaux.

D'après tous les signes qui viennent d'être énumérés, essayons de formuler un diagnostic.

Comme dans l'observation qui précède, nous avons d'abord des raisons d'admettre une stase du sang veineux, une dilatation moyenne de l'oreillette droite. Quant aux orifices gauches, évidemment ils sont lésés tous les deux. Un souffle aussi intense, et qui reste double et sans mélange de claquement dans une aussi grande étendue, exclut l'idée d'une lésion unique. Cependant un peu de claquement se fait entendre au second temps sous la clavicule droite, et le souffle du premier temps ne se propage que faiblement dans les carotides. Donc, le siége principal de ce souffle énorme n'est pas à l'orifice de l'aorte dont il semble que les valvules, épaissies sans doute, parcheminées, n'ont pas perdu tout claquement. J'admettrais donc volontiers que, si nos deux valvules sont insuffisantes, du moins la bicuspide l'est plus que l'aortique, puisqu'enfin je parviens à retrouver quelques vestiges de claquement aortique, et que, du claquement bicuspide, je n'en rencontre nulle part.

Mais remarquons qu'en nous plaçant dans de certaines conditions, notre souffle nous présente un certain degré d'étroitesse, il devient comme piaulant; donc l'un de nos orifices est sans doute fort étroit. Lequel est-ce? Nous venons d'admettre que l'insuffisance, c'est-à-dire l'élargissement, prédomine à l'orifice bicuspide; donc c'est à l'aortique que nous devons surtout attribuer l'étroitesse.

Enfin nous avons un frémissement vibratoire profond et comme lointain, mais aussi se propageant le long de l'aorte ascendante; c'est une raison de supposer, ou des végétations, ou l'état crétacé, aux deux valvules peut-être, mais surtout aux valvules aortiques.

Le diagnostic de M. Bouillaud ne fut guère moins détaillé. Le voici, tel qu'il fut dicté au lit même du malade.

Hypertrophie générale du cœur. Épaississement, hypertrophie et probablement végétations aux valvules gauches. Étroitesse des orifices, surtout relativement au volume du cœur et à la capacité de ses cavités gauches. Dilatation de l'orifice auriculo-ventriculaire droit, et peut-être insuffisance de sa valvule.

Les jours suivants, les signes notés plus haut persistèrent. Le 24 mai, le souffle imitait le piaulement d'un jeune poulet, mêlé d'ailleurs d'un souffle râpeux et d'un frémissement vibratoire profond.

Le 27, le frémissement était encore plus prononcé, le pouls vibrant, mais en même temps assez petit et un peu mou. L'infiltration des membres, du scrotum et de l'abdomen faisait des progrès continuels ; l'oppression était extrême. Enfin, le 31, le malade mourut.

Autopsie. Le cœur, débarrassé de quelques caillots, ne pèse que 275 grammes. (La chaleur étant fort élevée, on peut supposer que ce chiffre faible tint à la transsudation des liquides.) Il est cependant généralement hypertrophié, sutout dans ses cavités gauches.

L'oreillette droite est dilatée : sa valvule est un peu épaissie, sa circonférence est de 12 centimètres. Le maximum d'épaisseur des parois du ventricule droit est d'un peu plus d'un demi-centimètre.

Le ventricule gauche est, au contraire, notablement dilaté : il pourrait contenir un petit œuf de poule. Son tissu est ferme et résistant. Ses parois ont pour maximum d'épaisseur un peu plus de deux centimètres. Ses colonnes charnues sont fortes en proportion.

L'orifice bicuspide présente une étendue de 9 centimètres 1/2. La valvule est médiocrement épaissie ; mais on remarque à sa surface, et dans l'étendue d'une pièce d'un franc, un groupe de petites végétations encore fibrineuses fortement adhérentes : d'autres, nombreuses aussi, sont fixées aux cordes tendineuses qui se terminent à cette valvule.

L'orifice aortique est petit et fort étroit, et absolument, et relativement à la capacité du ventricule. Ses valvules sont notablement épaissies. Deux d'entre elles, les plus voisines de l'oreillette, donnent insertion à une masse globuleuse du volume d'une grosse aveline, évidemment composée de granulations fibrineuses qui se sont successivement déposées autour d'un noyau central, comme par une sorte de cristallisation organique. Cette masse, où se trouvent quelques grains durs comme des graviers, fait une saillie d'un centimètre environ dans le ventricule, étant déposée et comme greffée sur la face ventriculaire des valvules et sur leur bord libre. Il ne reste de celles-ci que des vestiges : elles sont crispées, rétractées et comme confondues, excepté à leur bord adhérent, avec la masse indiquée. Du côté de l'aorte, on distingue bien leur face libre, c'est-à-dire celle sur laquelle la masse fibrino-calcaire n'est pas insérée.

Je le demande à tout lecteur de bonne foi, sauf cette curieuse concrétion aortique, qui fut elle-même, e qui ne pouvait l'être autrement, indiquée sous le nom de végétations, est-il possible qu'un diagnostic approche de plus près d'une description cadavérique ? Dira-t-on que l'orifice tricuspide n'était pas dilaté, parce que sa circonférence n'était que de 12 centimètres, c'est-à-dire un demi-centimètre de plus que la normale ? Mais je ferai observer qu'il s'agit ici d'un cœur de 16 ans, d'un cœur qui, tout hypertrophié qu'il est, pèse, non pas cinq ou six cents grammes, mais 275; d'un cœur enfin dont les cavités droites ne sont pas le siége prédominant de l'hypertrophie : je ferai remarquer que le rapport normal entre les deux orifices auriculaires étant représenté par 1 centimètre, cette différence l'est ici par 2 1/2, qu'ainsi donc ou le tricuspide est bien dilaté ou le bicuspide bien resserré. Je sais que la valvule tricuspide pouvait bien ne pas être insuffisante, et pourtant je ne voudrais pas en répondre; mais remarquons que cette particularité n'avait été annoncée que sous une forme dubitative. Quant à ce qui concerne les orifices gauches, leur étroitesse est trop palpable pour que je doive m'y arrêter.

Et maintenant que toutes les lésions de ce cœur nous sont connues, est-il besoin que nous revenions sur les bruits morbides qu'il nous a présentés pour analyser encore le mécanisme et la valeur de ces signes ? Qui ne voit de suite que notre double souffle avait sa cause tout à la fois et dans l'un et dans l'autre des deux orifices gauches, c'est-à-dire dans la collision de l'ondée sanguine, et contre les végétations bicuspides, et contre la concrétion aortique ; que la raison du piaulement était aussi, et dans l'étroitesse de l'orifice bicuspide, incomplètement fermé peut-être par une valvule que des végétations gênaient dans son jeu, et surtout dans l'exiguité du passage que laissait à la colonne sanguine l'état de déformation des valvules aortiques ; que le souffle du premier temps ne se propageait que faiblement dans les carotides, parce que l'état de la valvule aortique n'était qu'un des éléments de ce souffle à la production duquel contribuaient sans doute et l'orifice bicuspide et peut-être même l'insuffisance de la valvule tricuspide; que notre souffle était égal aux deux temps parce que nous avions aux deux orifices deux états anatomiques presque identiques, végétations à l'un, état crétacé à l'autre, le premier souffle d'une part ayant pour cause l'étroitesse aortique, l'insuffisance bicuspide et peut-être tricuspide, et d'autre part le second souffle étant produit et par l'insuffisance bien probable, au moins partiellement, des valvules aortiques et surtout par l'abord du sang contre les végétations bicuspides? Qui ne voit enfin que si, bien loin du cœur, nous entendions un peu de claquement valvulaire au second temps, ce claquement appartenait pour une faible part aux valvules aortiques, peut-être un peu mobiles encore, et surtout aux valvules normales de l'artère pulmonaire?

Mais en voilà assez sur cette observation qui, bien qu'un peu plus complexe en apparence que toutes les autres, n'en est pas moins susceptible d'une analyse rigoureuse et positive.

OBS. 17. — *Étroitesse bicuspide. Insuffisance aortique.*—Un malade, âgé de 48 ans, fut reçu dans nos salles le 8 décembre 1841 (salle Saint-Jean-de-Dieu, n° 26). Il nous était adressé comme venant d'être atteint chez lui, depuis douze jours environ, d'une pneumonie infructueusement traitée par les saignées coup sur coup. L'interrogatoire du malade ne confirma pas pleinement l'énoncé de ce diagnostic ; et ce qu'il y eut, pour nous, de plus positif, ce fut le fatal résultat d'un traitement fort actif (5 saignées en quatre jours, puis 25 sangsues et deux vésicatoires), dirigé contre une maladie au moins douteuse. Et, en effet, le malade, d'une constitution d'ailleurs détériorée, nous présentait tous les caractères de l'état anémique le plus complet, une pâleur générale, une faiblesse extrême, une respiration assez rapide sans doute, dyspnéique, plaintive, mais la résonnance assez bonne partout, et rien autre chose de notable, en fait de bruits morbides, que des râles plutôt bronchiques que vésiculaires, disséminés. Quant à ses maladies antérieures, elles nous parurent avoir consisté spécialement en une fièvre intermittente prolongée près d'un an, et dont il fut atteint en 1814, et une fluxion de poitrine en 1821.

Après l'exploration de l'appareil respiratoire, dont je viens d'indiquer les résultats, nous examinâmes le système circulatoire, et voici ce que nous constatâmes :

Le pouls est à 88, flasque, misérable, frappant à peine le doigt, inégal et devenant presque insaisissable de temps en temps. La matité précordiale est plus étendue d'un bon tiers que normalement. Pas de frémissement vibratoire. L'impulsion du cœur est même profonde; les battements à peine sensibles au toucher. Par suite, les bruits eux-mêmes sont très faibles, difficiles d'ailleurs à saisir, le malade ne pouvant que bien difficilement suspendre ou même ralentir sa respiration. Cependant je distinguai dès l'entrée, et le lendemain matin M. Bouillaud constata comme moi un souffle, double dans la région aortique, unique dans la région auriculo-ventriculaire gauche, existant là spécialement au second temps, et un peu filé. Pas de bruit de diable en ce moment; mais propagation assez distincte du souffle aortique.

Le diagnostic de cette affection du cœur est tellement simple que j'hésite à l'indiquer d'avance.

Préoccupé de l'appareil respiratoire de ce malade, et justement indigné de voir compromise de la sorte sa méthode des saignées coup sur coup, méthode précieuse pour un praticien exercé, mais bien dangereuse sans doute entre des mains inhabiles, M. Bouillaud se contenta, dans son diagnostic, de dicter relativement au cœur, *affection organique du cœur et spécialement des valvules gauches.*

Quant à moi, que la nature de mes leçons de chaque soir obligeait à des développements plus circonstanciés, voici ce que j'ajoutai à ce diagnostic : *Déformation des deux orifices et surtout de l'aortique. Insuffisance des valvules aortiques ; suffisance de la bicuspide.*

Il m'est aisé de motiver ce diagnostic en peu de mots. Nous entendons un souffle dans la région de l'orifice aortique, au premier temps, et il se propage dans les carotides ; donc l'orifice aortique est incomplètement ouvert : mais, de plus, ce souffle se reproduit au second temps ; donc cet orifice est en outre insuffisamment fermé. Nous entendons un souffle dans la région bicuspide, et ce souffle, unique en ce point, n'existe qu'au second temps ; donc cet orifice peut bien être suffisamment fermé, mais il est pour sûr incomplètement ouvert. J'aurais dû conclure de son timbre filé que cet orifice était même notablement resserré, et si, en effet, au lieu de *déformation,* j'avais dit *étroitesse bicuspide*, j'aurais énoncé un diagnostic entièrement conforme aux lésions cadavériques.

C'est ce que va nous montrer l'autopsie : elle eut lieu le 12 décembre, quatre jours après l'entrée.

Autopsie. Les poumons n'offrent de notable que des

adhérences anciennes, de l'engouement en arrière, un peu de rougeur des tuyaux bronchiques, et la lame du poumon gauche, qui avoisine la région précordiale, emphysémateuse dans une étendue de 5 à 6 centimètres carrés.

Le cœur est distendu par des caillots, en partie récents, en partie antérieurs à la mort. Débarrassé de ces caillots, il pèse 554 grammes.

Cœur droit. L'artère pulmonaire n'offre rien de notable; ses valvules sont saines, et la circonférence de son orifice est de 8 centimètres.

Le ventricule est peu dilaté : ses parois ont à peine un demi-centimètre d'épaisseur. L'oreillette, au contraire, est dilatée notablement; sa valvule est assez mince; la circonférence de son orifice est de 12 centimètres 1/2.

Cœur gauche. L'oreillette est dilatée de manière à pouvoir contenir, ainsi que l'autre, une orange moyenne. La valvule est sensiblement épaissie, mais libre, sans adhérences, assez bien conformée. La circonférence de l'orifice n'est que de 10 centimètres. Les parois du ventricule ont, vers la base, jusqu'à 2 centimètres d'épaisseur. La cavité ventriculaire est d'ailleurs considérablement augmentée. Largement ouvert, ce ventricule présente transversalement une étendue de près de 20 centimètres.

L'aorte est dilatée notablement dans sa crosse. Elle présente, à son intérieur, une surface rugueuse, inégale, parsemée de plaques crétacées qui se prolongent jusque dans l'aorte descendante. Quant aux valvules, elles sont épaisses, presque fibreuses, adhérentes par leurs bords correspondants, boursouflées à leur bord libre, enfin, manifestement insuffisantes; car, de l'eau versée par l'aorte a pénétré de suite dans le ventricule. La circonférence de l'orifice aortique est d'ailleurs de 8 centimètres 1/2.

Cette autopsie confirme pleinement notre diagnostic en ce qui concerne les orifices gauches. Mais, remarquons qu'elle nous fournit deux éléments omis par nous, faute de signes que nous avons vus jusqu'ici nous les annoncer, je veux dire, d'une part, la dilatation notable de l'oreillette droite et de l'orifice correspondant, et, d'autre part, l'état crétacé de l'aorte. On comprend sans peine que cette dernière lésion n'ait été exprimée pour nous, ni par un frémissement vibratoire, ni par l'intensité et la rudesse d'un souffle râpeux se prolongeant le long du trajet de l'aorte; ces signes, en effet, supposent une vigueur dans les contractions du ventricule gauche que ne comportait pas ici la faiblesse et l'anémie du sujet. Mais comment la dilatation de l'oreillette droite n'avait-elle encore entraîné aucune de ces infiltrations séreuses que nous ont offertes nos observations précédentes? C'est ce qu'il m'est, je l'avoue, plus difficile d'expliquer. On conçoit, au reste, que ces deux éléments morbides, révélés par l'autopsie, n'ont rien d'incompatible avec les signes stéthoscopiques notés par nous pendant la vie. Ce ne sont que deux conditions de plus à ajouter à celles que nous avons signalées plus haut, comme causes de nos souffles et du premier et du second temps.

L'observation qui va suivre est encore une de celles que je recueillis sous la dictée de M. Bouillaud, à l'époque où je commençai à suivre la visite de ce professeur, source féconde en enseignements cliniques de toute nature, et spécialement sur le sujet qui nous occupe.

Obs. 18. — *Étroitesse et insuffisance doubles. État crétacé de la bicuspide. Adhérences péricardiques.* — Jean Hans, 28 ans, ébéniste, entré le 13 décembre 1836, salle Saint-Jean-de-Dieu, n° 26.

Ce malade est d'une constitution un peu faible, d'un tempérament lymphatico-sanguin. Je trouve à noter, parmi ses maladies antécédentes, deux attaques de rhumatisme et une affection bronchique accompagnée d'un crachement de sang. Voici son état au moment de l'entrée :

Voussure précordiale légère. Matité du cœur de plus de 13 centimètres transversalement et verticalement. Un double souffle accompagne les deux bruits, mais surtout le second. Le premier bruit est un bruit de râpe assez court, s'entendant surtout dans la région de l'orifice auriculo-ventriculaire gauche. Le second est un souffle prolongé, analogue à un jet de vapeur qui s'échappe d'une soupape : il correspond surtout à la région sternale de l'aorte. Malgré la faiblesse générale, le pouls est un peu vibrant : il est régulier, médiocrement développé. Pas d'infiltration des jambes.

M. Bouillaud dicte le diagnostic suivant :

Hypertrophie énorme du cœur, avec épaississement et insuffisance des valvules gauches.

Le 28 décembre, on constate un frémissement vibratoire bien marqué au-dessous du sein, et un bruit d'étrille particulier qui fait supposer à M. Bouillaud que le péricarde est malade.

Sorti le 6 janvier, un peu soulagé, le malade rentre le 15 février, atteint d'une bronchite grippale, avec fièvre. Les bruits de souffle du cœur sont les mêmes. M. Bouillaud est toujours porté à croire qu'il s'y mêle un frottement péricardique.

Rien d'essentiel n'est observé pendant les semaines suivantes, si ce n'est, dans les premiers jours de mars, un peu de bouffissure de la face, un pouls toujours petit, disproportionné à la force des battements du cœur, mais bien détaché, offrant lui-même un peu de frémissement vibratoire. Vers l'orifice aortique et dans le trajet de l'aorte, le souffle du premier temps est mêlé d'un claquement étouffé, le second souffle est sans mélange et comme par aspiration.

Le 19 mai, on constate un gonflement des jambes, commençant à atteindre les cuisses. Les deux bruits du cœur sont semblables à un double bruit de scie.

Le 22, un double souffle s'entend dans la région bicuspide et y absorbe complètement le claquement valvulaire. Dans la région de l'orifice aortique, et en remontant vers l'aorte, le souffle prédomine toujours au second temps, le premier étant mêlé d'un peu de claquement. Le frémissement vibratoire correspond surtout à l'orifice bicuspide.

M. Bouillaud pense qu'il y a *rétrécissement consi-*

dérable de l'orifice auriculo-ventriculaire gauche et insuffisance des valvules aortiques.

Les jours suivants, une oppression assez intense se déclare, puis la bouffissure des joues et des lèvres, l'œdème des membres supérieurs, de la diarrhée, et enfin, le 29 mai, le malade succombe.

Autopsie dictée par M. Bouillaud. — Le péricarde est à découvert dans une étendue de 15 centimètres transversalement et d'un peu plus de 16 verticalement. Le péricarde pariétal adhère de toutes parts au péricarde cardiaque par un tissu cellulaire bien organisé, assez serré. Le cœur, débarrassé des caillots qui le distendent, et lavé, pèse 650 grammes. L'hypertrophie et la dilatation occcupent toutes les cavités.

L'orifice de l'artère pulmonaire est libre, plutôt un peu dilaté : sa circonférence est en effet de 9 centimètres 1/2. Ses valvules sont épaissies, surtout à leur bord libre, opalines à leur base. La cavité du ventricule droit est d'un tiers plus considérable que normalement. Il en est de même de l'oreillette correspondante, dont les parois ont 10 millimètres d'épaisseur vers la base du ventricule (au lieu de 2 ou 3). La valvule tricuspide est bien conformée, mais triplée d'épaisseur et fibro-cartilagineuse : la circonférence de l'orifice correspondant est de 14 centimètres. La valvule tricuspide, ainsi que les valvules pulmonaires, n'est pas insuffisante.

De l'eau versée par l'aorte reflue en partie, mais il en pénètre un peu dans le ventricule. L'orifice aortique a 7 centimètres de circonférence. Les valvules aortiques, devenues linéaires, forment une sorte de repli fibro-cartilagineux, rigide et de 7 à 8 millimètres de hauteur (au lieu de 15 environ).

La cavité du ventricule gauche est moins large que celle du droit, un peu plus cependant que normalement. Les parois ont, vers la base, une épaisseur d'un centimètre et demi. L'oreillette gauche est dilatée, épaissie ; sa membrane interne opaline, composée de plusieurs feuillets.

L'orifice auriculo-ventriculaire est rétréci au point d'admettre à peine le bout du doigt annulaire. Les deux lames de la valvule sont réunies de manière à former un véritable anneau, et transformées en un tissu fibro-cartilagineux. Leur surface est hérissée des deux côtés de concrétions calcaires et de productions cornées, dont quelques-unes saillantes de 5 à 6 millimètres et suspendues comme des stalactites. Du côté de l'oreillette, la valve droite de la valvule est transformée presque entièrement en une concrétion calcaire assez friable, très dure au toucher. Les tendons valvulaires sont épaissis, raccourcis, et le sommet de leurs colonnes charnues est transformé lui-même en tissu tendineux.

L'aorte pectorale est parfaitement saine.

Cette autopsie n'est-elle pas encore en quelque sorte la traduction anatomique, et comme la paraphrase du diagnostic ? Des adhérences péricardiques avaient été soupçonnées : on les a constatées ; on avait annoncé un rétrécissement bicuspide et une insuffisance aortique : l'un et l'autre existaient. Au reste, dussé-je tomber dans des redites peut-être inutiles, je ne puis résister au désir de mettre encore ici en parallèle les signes physiques et les lésions.

Souffle au premier temps : étroitesse de l'orifice aortique et insuffisance bicuspide.

Souffle au second temps : étroitesse bicuspide et insuffisance aortique.

En songeant à l'étroitesse de ces deux orifices, on s'explique sans peine le timbre des souffles, ce double bruit de scie, ce jet de vapeur, ce bruit d'aspiration du second temps dans la région aortique.

En songeant à l'état crétacé de la valvule bicuspide,

on comprend ce bruit râpeux plusieurs fois constaté.

Dans la région de l'aorte, le souffle du premier temps déclinait, parce que là nous n'avions plus que le souffle produit par l'étroitesse aortique, celui que déterminait l'insuffisance bicuspide étant trop faible sans doute pour arriver à notre oreille; le second au contraire prédominait, parce qu'il était produit, et par l'étroitesse et l'état crétacé de la bicuspide dont le bruit plus fort devait nous arriver, et par l'insuffisance aortique. Ce second souffle était assez fort pour masquer tout claquement et ne pas nous permettre de discerner le claquement des valvules pulmonaires : le premier souffle, plus faible, nous laissait au contraire distinguer, mais obscur et lointain, le claquement de l'orifice tricuspide dont la valvule dilatée n'était pas insuffisante.

Enfin, d'après nos observations antérieures, sauf la dernière, l'infiltration que nous avions notée pendant la vie nous mettait en droit de compter sur une dilatation notable de l'oreillette droite, et cette lésion elle-même ne nous a pas fait défaut.

Obs. 19. — *Caillots dans le cœur. Dilatation considérable du cœur droit. Végétations aortiques. Étroitesse bicuspide.* — Le nommé Bouillon, âgé de quarante-un ans, garçon brasseur, fut reçu, le 2 mars 1838, salle Saint-Jean-de-Dieu, n° 9.

Cet homme, d'une constitution forte, autrefois bien portant, déclare qu'il n'eut d'autres maladies que trois attaques de rhumatisme, dont la dernière, qui fut la plus grave, eut lieu il y a dix-huit mois.

Pour la première fois, il y a onze mois, il s'aperçut de dyspnée et de palpitations. Il y a neuf mois, il s'y ajouta un peu d'enflure des pieds qui se dissipa, puis reparut, et enfin persista depuis les deux derniers mois. Depuis quelques jours il est en proie à une dyspnée très prononcée. Il a eu, à plusieurs reprises, des défaillances avec perte de connaissance complète.

État actuel. Le malade est assis sur le bord de son lit, les jambes pendantes et appuyées sur une chaise. La respiration est haletante, à 40-44. Le visage d'un pâle un peu livide; les lèvres grosses et légèrement violettes; les yeux saillants; les jugulaires distendues, surtout dans l'expiration; les membres inférieurs fortement infiltrés; les extrémités un peu froides.

La région précordiale, plus saillante que la région opposée, est parcourue de quelques rameaux veineux qu'on n'observe pas de l'autre côté. Les battements du cœur sont beaucoup plus étendus que normalement, mais embarrassés, comme si le cœur se trouvait à l'étroit. La pointe de l'organe se fait sentir à 6 ou 7 centimètres plus bas que le sein, et tout-à-fait en dehors, de sorte qu'elle est transversale. La matité est de 12 centimètres verticalement et de 16 environ transversalement. La main sent un léger frémissement.

Dans la région des cavités gauches, un double bruit de râpe ou de scie remplace complètement le tic-tac valvulaire et s'entend dans toute la région précordiale et dans les environs. Le souffle est plus fort et plus prolongé au premier temps. Le pouls est petit, très difficile à sentir à gauche, plus distinct à droite, irrégulier, inégal, intermittent. On compte 124 à 128 pulsations dont quelques-unes échappent par leur petitesse; quelques autres sont un peu vibrantes. Les battements du cœur semblent moins inégaux, moins irréguliers que les battements du pouls.

En présence de tous ces phénomènes morbides, M. Bouillaud diagnostique : *Hypertrophie énorme du cœur. Épaississement, induration, insuffisance des valvules gauches surtout. Caillots dans le cœur.*

Après les diagnostics détaillés de nos observations précédentes, on s'étonnera peut-être de ne pas retrouver autant de précision dans les termes de celui-ci. Le dernier élément de ce diagnostic est cependant de nature à motiver amplement cette absence de localisation, aux yeux de quiconque a quelque habitude de l'auscultation du cœur. Et, en effet, quand le sang se concrète à l'intérieur de ses cavités, il en résulte souvent non moins de désordre dans les bruits, soit normaux, soit morbides, de cet organe, que de dérangement dans ses fonctions. Au reste, puisque c'est d'ailleurs la première fois que l'occasion s'offre à nous de signaler les symptômes de ces concrétions sanguines, disons, en quelques mots, ce qui détermina M. Bouillaud à les admettre ici.

Remarquons d'abord que ce malade s'offre à notre examen avec l'orthopnée la plus intense peut-être que nous ayons encore rencontrée. Cette anhélation, ce visage anxié, cette distension des jugulaires, tous ces signes enfin d'une gêne considérable à la circulation veineuse, et surtout la longue durée de tous ces phénomènes morbides, la prolongation de cette stase du sang veineux, n'était-ce pas déjà là une raison majeure de supposer que, pour ce sang enrayé dans son cours, la coagulation devait être d'une impérieuse nécessité ? Mais arrivons à des indices plus formels. Ces indices nous sont fournis par la gêne des mouvements du cœur, mouvements étendus, mais qui, suivant l'expression de M. Bouillaud, semblent encore à l'étroit : en outre, l'inégalité et l'irrégularité de ces battements; en outre, enfin, les caractères du pouls, de ce pouls petit généralement, parfois insaisissable, quelquefois au contraire presque vibrant; de ce pouls, plus inégal et plus irrégulier que le cœur lui-même, et cela doit être, puisque, entre la pulsation radiale et l'action impulsive du ventricule gauche, se trouvent, indépendamment des lésions organiques des valvules elles-mêmes, d'autres obstacles, fixes quelquefois, mais souvent mobiles, brisant ou interceptant plus ou moins complètement l'effort de l'ondée sanguine.

Tels sont en effet les principaux signes des caillots dans le cœur, signes bien importants à connaître, car ils peuvent nous donner la clé de désordres fonctionnels que, sans eux, nous ne saurions comment expliquer, et en même temps, d'ailleurs, nous suggérer une médication active, énergique, aussi puissante quelquefois contre ces désordres momentanés qu'impuissante malheureusement contre les lésions organiques proprement dites.

Revenons maintenant à notre malade.

Les jours suivants, un peu de soulagement se déclara sous l'influence d'une saignée et de la digitale, mais l'infiltration fit de nouveaux progrès; le scrotum et le pénis s'œdématièrent; la cavité péritonéale se remplit de sérosité; le pouls resta petit et même de plus en plus imperceptible; les bruits du cœur, toujours accompagnés d'un double souffle, devinrent plus sourds et plus étouffés; la dyspnée reparut, si violente, si affreuse, que le malade, presque debout sur son lit, demandait qu'on l'étranglât plutôt que de le laisser souffrir ainsi, et enfin, le 27 mars, la mort vint mettre un terme à cette affreuse agonie.

Autopsie. Le péricarde est à découvert dans une étendue de 18 centimètres transversalement. Il contient un quart de verre environ d'une sérosité légèrement trouble. Le cœur, dont la pointe est tournée presque directement à gauche, est distendu par des caillots au point de présenter le volume d'un cœur de veau. Ces caillots sont, en partie mollasses, en partie décolorés, à demi organisés. Débarrassé de ces concrétions, le cœur, avec l'origine des gros vaisseaux, pèse 660 grammes.

Le ventricule droit est dilaté de manière à pouvoir contenir le poing. Il est hypertrophié en proportion de sa dilatation. Les parois ont, dans leur maximum d'épaisseur, 1 centimètre environ.

L'oreillette droite est dilatée et épaissie à peu près dans les mêmes proportions. L'orifice tricuspide a une circonférence de près de 16 centimètres. La valvule présente d'ailleurs sa conformation normale. Elle est épaissie, hypertrophiée, à peu près suffisante.

Les valvules de l'artère pulmonaire sont minces, plus larges que normalement. La circonférence de l'orifice est de 10 centimètres 1/2.

Le ventricule gauche est dilaté au point de pouvoir contenir un gros œuf de cane. Ses parois ont environ 2 centimètres d'épaisseur, et, chose remarquable, elles sont bien moins fermes et d'un rouge moins vif que les parois du ventricule droit.

De l'eau versée dans l'aorte rapproche les valvules et ne pénètre pas dans le ventricule. Ces valvules sont assez bien conformées, épaissies : leur bord libre est hérissé de petites végétations granuleuses, regardant du côté de la cavité ventriculaire, organisées sous forme de poireaux vénériens. La circonférence de cet orifice est de 9 centimètres.

La valvule mitrale offre un épaississement très considérable et est transformée en un tissu fibro-cartilagineux. L'orifice que circonscrit cette valvule est rétréci de manière à admettre l'extrémité de deux doigts. Sa circonférence est de 9 cent. Du côté de l'oreillette, la valvule épaissie forme une sorte de repli froncé comme la peau de l'anus. Le bord où s'insèrent les tendons présente de petites végétations, mais moins nombreuses.

Les parois de l'oreillette gauche sont épaissies dans la proportion du ventricule correspondant; sa membrane interne offre un aspect un peu aréolé et est un peu épaissie.

Les réflexions que nous avons faites antérieurement nous dispensent de commenter cette autopsie. On comprendra sans peine que, sans les caillots dont nous avons signalé le rôle, il n'eût pas été moins possible ici que dans nos observations antérieures de préciser cette étroitesse si notable de l'orifice bicuspide et ces végétations des valvules aortiques, cause du frémissement vibratoire, et leur suffisance, et peut-être même cette insuffisance et cette dilatation énorme de l'orifice tricuspide et de l'oreillette correspondante, coïncidant encore ici avec une infiltration considérable et avec l'œdème du poumon que je vois aussi noté dans l'autopsie dont je n'ai cru devoir reproduire que la partie relative au cœur.

Nous venons de voir dans ce fait l'exemple de ces concrétions sanguines fixes, si je puis ainsi dire, persistantes, et qui survivent au sujet. Nous allons, dans l'observation suivante, en rencontrer de temporaires. C'est une des raisons pour lesquelles je crois bien faire en l'ajoutant aux observations qui précèdent.

OBS. 20. — *Caillots temporaires. Étroitesse et un peu d'insuffisance bicuspides. Léger épaississement aortique.* — Frédéric Piquois, âgé de trente-six ans, fondeur, entré le 23 décembre 1841, salle Saint-Jean-de-Dieu, n° 11.

Ce malade, d'une constitution assez forte et d'un tempérament lymphatique, dit avoir été habituellement d'une bonne santé. Il est seulement sujet, depuis huit ou dix ans, à de la céphalalgie et des étourdissements. Il y a un an, il s'y ajouta de la toux, de l'étouffement en montant, de l'œdème, qui, d'abord limité à la joue gauche, atteignit ensuite les membres supérieurs, puis inférieurs du même côté, et, depuis six semaines, le membre inférieur droit, enfin, quelques vomissements, plus fréquents depuis les dernières semaines. Tous ces symptômes l'ont obligé de cesser ses occupations depuis six mois, et même de garder le lit à plusieurs reprises.

État actuel. Le visage, le tronc lui-même, l'avant-bras et le poignet gauches et les deux membres inférieurs présentent un état de bouffissure ou d'empâtement assez marqué. Les membres inférieurs, en particulier, conservent profondément l'impression du doigt. La peau est d'ailleurs d'une teinte blafarde générale. Quelques nausées par intervalles. L'épigastre et le ventre indolents. Pas de douleur dans la région des reins. L'urine rare. Le pénis un peu œdématié. La chaleur de la peau peu élevée. Le pouls rapide, inégal, à peine saisissable, à 120-124, contrastant par sa petitesse avec la force du sujet. La région précordiale présente une voussure de quatre degrés environ, mais la paroi pectorale, du côté gauche spécialement, est un peu infiltrée. Par suite sans doute de cette circonstance, la pointe du cœur est difficile à trouver, et ses battements sont irréguliers. On finit cependant par les saisir sous le doigt, dans le sixième espace intercostal à 2 ou 3 centimètres en dehors du mamelon. Quant aux battements du cœur lui-même, la main fortement appliquée ne les sent qu'à peine, et sans apparence de frémissement vibratoire. La matité est de 8 centimètres environ verticalement, et de 9 transversalement. En auscultant les bruits du cœur, on remarque d'abord que le premier est comme effacé, tandis que le second est plus sec que normalement. Dans la région de l'orifice aortique et de l'aorte, ce contraste est à son maximum, le second bruit étant, là surtout, dur et comme parcheminé. Dans la région de l'orifice auriculo-ventriculaire gauche, même absence du premier claquement, la clarté du second étant moins sensible, et en outre, surtout par intervalles, un peu de souffle assez rude se mêlant soit au premier, soit même au second temps. Pas de propagation de ce souffle dans les carotides. Pas de distension *visible* des jugulaires. La respiration est gênée, difficile à suspendre, à 28 par minute. Un peu de râle sous-crépitant seulement, à la partie inférieure et postérieure du côte gauche.

Le lendemain, 24 décembre, M. Bouillaud constate ce qui suit :

Le pouls est à 124, assez difficile à sentir, mais assez raide, sans irrégularités notables en ce moment. Comme hier, la pointe du cœur se fait sentir assez obscurément dans le sixième espace intercostal, un peu en dehors du mamelon. Comme hier, le premier claquement est effacé, remplacé par du souffle. Le second est rude, demi-parcheminé, sans souffle en ce moment.

Le souffle disparaît en s'éloignant de l'orifice auriculo-ventriculaire gauche, et, vers la clavicule, on n'entend qu'un seul bruit correspondant au second temps.

M. Bouillaud dicte alors le diagnostic suivant :

Hypertrophie assez considérable du cœur (environ 450 à 500 grammes). Induration, épaississement des valvules gauches, avec déformation de la bicuspide et rétrécissement de l'orifice correspondant.

Évidemment, en portant ce diagnostic, M. Bouillaud tenait compte, et de ce qu'il venait de constater, et de ce que j'avais moi-même constaté la veille. Le premier claquement était effacé, remplacé par un souffle qui s'affaiblissait à mesure qu'on s'éloignait de l'orifice bicuspide : donc la valvule bicuspide était déformée, et même un peu insuffisante. Dans cette même région il n'existait pas de souffle au second temps en ce moment, mais j'en avais constaté la veille : donc, il pouvait bien exister un certain rétrécissement de cet orifice, lésion qui coexiste si souvent avec la déformation et l'insuffisance d'une valvule.

Ce diagnostic devait-il être définitif et donnait-il la clé de tous les symptômes observés? Non, sans doute.

La dyspnée, l'infiltration générale, l'irrégularité des battements, observée du moins par intervalles, la petitesse et surtout la rapidité du pouls (124), indiquaient assurément un obstacle notable à la circulation veineuse. Mais quel était cet obstacle? Peut-être une lésion ventriculaire droite, mais peut-être aussi des concrétions sanguines. Certains signes ultérieurs devaient trancher cette question. Remarquons d'ailleurs que cette anasarque de notre malade n'avait pas suivi la marche habituelle. C'était par la face qu'elle paraissait avoir débuté, n'ayant atteint les membres inférieurs que dans les derniers temps. N'était-ce pas une raison de se demander s'il n'existait pas, comme complication de la maladie du cœur, et comme cause essentielle de l'infiltration séreuse des membres et du tronc, l'affection des reins dite *maladie de Bright?* M. Bouillaud se posa cette question et il recommanda au malade de garder de son urine.

Le lendemain, ce liquide s'offrit à nous pâle, opalin, légèrement acide, un peu mousseux, précipitant en blanc par l'acide nitrique et par la chaleur, au point de prendre la consistance de sirop d'orgeat. Le malade avait eu plusieurs vomissements.

On ajouta au diagnostic : *albuminurie.*

Ces phénomènes morbides, et notamment les vomissements, devaient persister presque continûment jusqu'à la mort du malade, à laquelle sans doute ils ne furent pas étrangers. Mais les bruits du cœur devaient nous offrir une modification importante à noter.

Le 30, et surtout le 31 décembre, peu de jours par conséquent après l'entrée, M. Bouillaud, auscultant la région précordiale, fut fort étonné de trouver les deux bruits du cœur assez bien frappés, surtout le second, toujours retentissant et un peu parcheminé, le premier étant seulement un peu rude : du reste, pas de souffle, si ce n'est un peu de souffle léger et moelleux, au premier temps, dans la région de l'aorte spécialement. La pointe du cœur est remontée dans le cinquième espace intercostal. L'oppression est nulle dans l'état de repos. L'enflure des membres a diminué. Ajoutons enfin, car ceci est essentiel, que le pouls est tombé à 60.

Je dis que ce dernier fait est de la plus haute importance : car il ne nous permet plus de douter qu'à l'entrée du malade les phénomènes pathologiques que nous avons indiqués plus haut ne tinssent à des caillots qui avaient eu, entre autres, ce triple effet : 1° de distendre assez le cœur pour faire descendre sa pointe dans le sixième espace intercostal ; 2° de gêner le jeu valvulaire, d'effacer le claquement de la valvule bicuspide, bien plus soumise à leur contact que les valvules aortiques, par suite et de sa conformation et de sa situation plus centrale; et 3° de déterminer, de la part des contractions ventriculaires, et, par conséquent, dans l'ondée sanguine elle-même, une vitesse exagérée, condition si favorable, presque essentielle peut-être ici, de l'excès de frottement que suppose toute espèce de bruit de souffle.

M. Bouillaud fit donc compléter son diagnostic par ce dernier trait :

Probabilités de concrétions polypiformes temporaires dans les cavités du cœur.

Mais, dira-t-on peut-être, ces caillots une fois admis comme cause de phénomènes morbides notés les premiers jours et qui ont en effet disparu depuis, que devient dès lors votre premier diagnostic, relatif aux valvules bicuspide et aortiques?

Je réponds que ce diagnostic, nous le maintenons. Et voici pourquoi : c'est que, s'il est vrai de dire que les souffles ont disparu, sauf celui du premier temps, qui pourrait, à la rigueur, être considéré peut-être comme souffle d'anémie, il ne l'est pas moins que les bruits valvulaires ne sont pas redevenus normaux.

Notre premier est encore un peu rude et notre second parcheminé : donc les valvules correspondantes ne sont pas des valvules saines. En voulons-nous d'ailleurs une nouvelle preuve, qui va même démontrer victorieusement la validité des considérations précédentes? Je la trouve dans la suite de cette observation.

Le 14 février, l'enflure a fait de nouveaux progrès; le pouls est remonté à 92 : on constate un souffle râpeux très distinct, au premier temps.

Le 23 février, il y a infiltration considérable, ascite même depuis un certain temps, le pouls est à 88 : persistance du souffle râpeux indiqué.

Au reste, pour arriver enfin à une démonstration plus positive encore, cherchons maintenant dans les lésions nécroscopiques le contrôle de notre diagnostic.

Les réflexions qui précèdent me permettent de me contenter de leur exposé, sans le faire suivre de commentaires. Il sera facile d'y voir que notre diagnostic était juste en tout point.

Notre malade succomba le 4 mars.

Autopsie. Infiltration considérable des membres et du tronc.

Cavité thoracique. Engouement séreux très notable

des deux poumons et surtout du poumon gauche.

Le cœur est hypertrophié, mais à un degré moyen. Il pèse, avec l'origine des gros vaisseaux, 460 grammes : l'hypertrophie affecte spécialement le ventricule gauche.

Les orifices pulmonaire et tricuspide et le ventricule droit n'offrent rien de notable.

Le ventricule gauche est agrandi ; et sa paroi présente, depuis la base jusque presque à la pointe, une épaisseur de 2 centimètres. Ses colonnes charnues, assez robustes, vont se fixer, par des tendons un peu courts, à la valvule bicuspide qui est sensiblement boursouflée à son bord libre, et qui paraît un peu ratatinée et plus étroite que normalement. En effet, la circonférence de l'orifice correspondant n'est que de 8 centimètres 1/2 (au lieu de 10 1/2).

Quant à l'orifice aortique, sa circonférence est de 8 centimètres ; ses valvules sont assez bien conformées et suffisantes (on s'en est assuré en versant de l'eau). Elles offrent seulement une sorte de petit bourrelet comme fibrineux vers leur base ; et, au-dessus de leur bord libre, la membrane interne de l'aorte présente une ligne presque circulaire d'un jaune-nankin qui tranche, plus par sa couleur que par son faible relief, sur la face lisse et polie de la tunique artérielle.

Cavité abdominale. Les reins sont, l'un et l'autre, d'une petitesse remarquable. Leur volume rappelle celui des reins d'un enfant. Leur diamètre vertical est de 10 centimètres ; et la demi-circonférence, prise du milieu de leur bord convexe jusqu'au milieu de la scissure, est de 6 centimètres. Le poids de l'un et de l'autre est sensiblement égal. Ils pèsent réunis ensemble, avec leur capsule fibreuse et une portion d'urétère de 10 ou 12 centimètres de longueur, 197 grammes. A l'intérieur, ils n'offrent rien de notable ; mais extérieurement, ils sont granulés, rouges, adhérents à la capsule qui, dans plusieurs points, ne peut en être enlevée qu'avec arrachement, L'altération indiquée n'occupe en quelque sorte que la superficie de l'organe qui, à 1 millimètre au-dessous, paraît reprendre sa texture normale.

Les urétères et la vessie sont d'une pâleur remarquable. On recueille avec précaution l'urine que contenait la vessie, on la traite par l'acide nitrique, et on obtient de suite un précipité blanc très abondant.

Achevons maintenant cette série d'analyses, déjà peut-être un peu nombreuses, par une dernière observation intéressante, moins sous le rapport des lésions anatomiques, qui sont encore de celles que nous avons déjà vues bien souvent, que par l'existence d'un symptôme que nous n'avons pas encore rencontré, le triple et quadruple bruit. Nous y verrons d'ailleurs la mort déterminée par un caillot dans le cœur. C'est un nouveau trait de l'histoire de ce produit morbide. C'est aussi un point de contact entre ce fait et ceux que nous venons de rapporter.

Cette observation est du nombre de celles que je recueillis sous la dictée de M. Bouillaud, avant de faire partie de son service.

OBS. 21. — *Étroitesse, insuffisance et état calcaire de la valvule bicuspide. Hypertrophie de l'oreillette gauche. Triple bruit. Mort par un caillot.* — Garret, sommelier, 38 ans, entré le 4 janvier 1838, salle Saint-Jean-de-Dieu, n° 16.

Ce malade est d'une constitution un peu délicate, d'un tempérament lymphatico-nerveux. Autrefois bien portant habituellement, il n'accuse de palpitations que depuis une année environ ; et rien, dans ses antécédents, ne paraît motiver suffisamment l'invasion d'une maladie organique du cœur. L'articulation de l'épaule gauche présente un état de demi-ankylose, avec cicatrice vers la partie moyenne du bras, qui paraît avoir été la suite d'une violente inflammation phlegmoneuse, survenue à 12 ou 13 ans : tout ce membre est un peu atrophié. Quant au malade, il fait remonter ses battements de cœur à une affection grippale qui aurait duré cinq semaines.

État actuel (noté par M. Bouillaud). Le visage est fatigué, pâle, ainsi que tout le reste de la peau. Il n'existe ni œdème des membres, ni ascite, ni dilatation des jugulaires. Le pouls est un peu petit, mais bien détaché, régulier, à 56-60. Pas de voussure bien distincte. La pointe du cœur bat dans le sixième espace intercostal et soulève fortement le doigt. Dans toute la région précordiale proprement dite, c'est-à-dire depuis la base du cœur jusqu'à sa pointe, on perçoit un beau frémissement vibratoire. La matité correspondante est de 11 centimètres verticalement, et de 12 transversalement. Les bruits valvulaires sont remplacés par un double souffle : le second, plus prolongé que le premier, est accompagné d'une sorte de râclement ou ronflement assez semblable au ronflement du sommeil. En remontant le long du trajet de l'aorte, ce double souffle se fait entendre, mais sans mélange du ronflement indiqué. Il y a de plus aux environs du cœur un bourdonnement amphorique, qu'on entend à distance, qui est analogue au bruit de l'eau qui va bouillir. En s'éloignant de la région précordiale, on n'entend plus que le double bruit de soufflet; le bruit amphorique finit par disparaître. Le double souffle s'entend par propagation à la partie postérieure gauche de la poitrine. Il n'y a pas de frémissement vibratoire dans les artères. La respiration est bonne partout.

M. Bouillaud dicte le diagnostic suivant :

Hypertrophie générale du cœur (de 400 à 500 grammes). Épaississement, induration des valvules gauches, avec rétrécissement de l'orifice auriculo-ventriculaire.

Le lendemain, on entend dans la région précordiale, et jusque dans le côté droit de la poitrine, un triple bruit bien distinct. Il résulte de la décomposition du second bruit et est accompagné des souffles déja notés. On ne distingue plus le bruit amphorique de la veille. Le pouls n'est qu'à 48-52 : il est toujours tendu et vibrant, et n'est pas redoublé.

Les jours suivants, persistance du triple bruit, qui est même de plus en plus distinct. Les deux derniers bruits n'occupent pas plus de temps que le premier qui est isochrone au pouls. Le dernier est toujours constitué par un souffle. Sur le trajet de l'aorte il n'existe que le double bruit ordinaire.

Le 28 janvier, le triple bruit s'entend jusque dans la carotide. Sous l'influence de la digitale, le pouls est tombé à 32. Pendant l'examen, le malade s'agite dans son lit, et, peu d'instants après, M. Bouillaud constate quatre bruits, remplacés bientôt par le triple bruit habituel.

Le 31, le triple bruit persiste toujours avec le souffle filé qui le termine. Il peut être représenté par : *tic.... tac.... ssss.* M. Bouillaud, s'arrêtant à quelques considérations sur ce sujet, explique le troisième bruit en disant que sans doute l'oreillette gauche se vide à travers un orifice resserré, quand déjà la diastole ventriculaire s'est accomplie. Ce matin, le pouls est remonté à 48. Le malade est affecté d'une stomatite assez intense qu'il a contractée en se frictionnant le pubis avec de l'onguent mercuriel.

Le 4 février, au moment de la visite, nous apprenons qu'il vient de mourir. Aucun signe n'avait pu faire prévoir cette mort soudaine.

Avant d'exposer le résultat de l'autopsie, revenons un instant sur quelques particularités de l'histoire symptomatologique de ce malade.

Est-il besoin d'abord de motiver le diagnostic ? En présence de ce double souffle, si rude qu'il est accompagné d'un frémissement vibratoire évidemment localisé dans la région du cœur lui-même, si fort qu'il se propage jusqu'à la partie postérieure de la poitrine, et que, nulle part, il ne laisse entendre de claquement valvulaire; qui ne voit de suite, ou que les deux orifices sont malades, ou que celui des deux qui est lésé seul l'est apparemment à un bien haut degré? Si maintenant on considère que le souffle qui est le plus rude, qui est mêlé d'une sorte de râclement, cesse d'offrir cet accompagnement le long du trajet de l'aorte, ne devra-t-on pas en conclure que c'est l'orifice bicuspide qui est le point de départ de ce bruit morbide? Enfin, puisque c'est au second temps que ce bruit se fait entendre, n'en doit-on pas conclure aussi que la lésion de cet orifice est surtout un rétrécissement ?

Quant au bourdonnement amphorique noté le premier jour seulement, était-ce encore un phénomène en rapport avec les lésions que nous venons de diagnostiquer ? Était-ce par exemple un phénomène de la même nature que le frémissement vibratoire ? Je ne le pense pas. J'aime mieux y voir un bruit particulier, dont je parlerai plus tard avec quelques détails, qui, étudié dans d'autres régions, n'a pas été, que je sache, signalé dans la région précordiale, je veux dire le bruit rotatoire; ce qui m'autorise dans cette idée, c'est la description même que nous en dicta M. Bouillaud, sans se prononcer sur sa cause, et surtout c'est son peu de propagation en dehors de la région précordiale, et enfin, sa prompte disparition.

Un mot maintenant sur le triple bruit dont cette observation vient de nous offrir le premier exemple. Nous parlerons plus loin des différentes interprétations dont peut être susceptible cette curieuse modification dans le rhythme des bruits du cœur. Remarquons ici celle à laquelle s'arrêta M. Bouillaud et que nous verrons tout à l'heure pleinement justifiée par l'autopsie; et notons cette particularité, qu'il faut apparemment, pour que le triple bruit s'entende, que la succession des bruits du cœur présente une certaine lenteur, puisque, nul le premier jour, où le pouls donnait 56-60,le bruit triple est devenu perceptible le lendemain, le pouls étant tombé à 48 , et que , les jours suivants, il parut être de plus en plus distinct à mesure que le pouls se ralentissait davantage. Serait-ce par cette raison que nous devons nous expliquer comment jusqu'ici, dans des cas si analogues anatomiquement à celui-ci, aucun ne s'est encore rencontré qui nous ait offert ce triple bruit, aucun en effet, si je ne me trempe, ne nous ayant présenté une semblable lenteur du pouls?

Arrivons enfin au résumé des lésions cadavériques.

Autopsie (25 heures après la mort). Le péricarde est à découvert dans une étendue d'environ 12 centimètres dans les deux sens.

Le cœur, dirigé presque transversalement à gauche, offre un volume presque triple du volume normal, ce qui tient en partie à la distension de ses cavités, et surtout des oreillettes, par des concrétions sanguines. En effet, à la section des vaisseaux de la base du cœur s'écoule une énorme quantité de sang demi-caillé, contenu dans les oreillettes, et cette évacuation fait perdre au cœur un bon tiers de son volume.

L'oreillette droite retient cependant un caillot comme graisseux, d'un jaune ambré, du volume d'un œuf, se prolongeant dans le ventricule droit, où il est moitié moindre. (M. Bouillaud ne doute pas que ce caillot ne soit la cause de la mort.) Débarrassé de toutes ces concrétions, le cœur pèse, avec l'origine des gros vaisseaux, 410 grammes.

Cœur droit. Les valvules de l'artère pulmonaire sont minces, grandes, bien conformées. La circonférence de cet orifice est de 10 centimètres. La cavité du ventricule droit est médiocrement dilatée : ses parois ont moins d'un centimètre d'épaisseur.

L'oreillette droite est dilatée ; elle peut contenir un gros œuf : mais ses parois sont d'une bonne épaisseur partout, ses colonnes charnues bien développées, hypertrophiées. L'orifice tricuspide présente une circonférence de 15 centimètres. La valvule conserve sa conformation normale ; elle est évidemment agrandie, un peu opaline.

Cœur gauche. Les valvules aortiques sont suffisantes, bien conformées, un peu hypertrophiées, surtout à la partie moyenne de leur bord libre, d'une teinte un peu opaline et laiteuse. La circonférence de l'orifice aortique est de 9 centimètres 1/4.

La cavité du ventricule n'est que peu ou point dilatée.

L'orifice bicuspide est transformé en une ouverture ovalaire, admettant le bout du petit doigt, et dont le grand diamètre est de près de 2 centimètres et le petit d'un peu plus d'un centimètre. Les deux lames de la valvule, adhérentes par leurs angles, circonscrivent cet orifice. Elles sont épaissies, fibro-cartilagineuses. A la partie postérieure, elles ont une épaisseur de plus d'un centimètre, ce qui tient à la présence d'une concrétion calcaire qui, vue du côté de l'oreillette, est partagée en deux valves, de manière à représenter une sorte de coquillage. Les bords sont rugueux, inégaux, formés par des granulations calcaires. Les colonnes charnues qui vont s'insérer à la valvule sont fortes et leurs tendons hypertrophiés. Le sommet de ces colonnes est transformé en substance tendineuse. L'endocarde, au voisinage de la valvule, est épaissi et transformé en tissu fibreux. Il est inégal et chagriné. Séparée par sa circonférence; la valvule pèse douze grammes.

L'oreillette est dilatée de manière à contenir un œuf d'oie. Ses parois sont généralement épaissies (3 millimètres d'épaisseur), ce qui tient à l'hypertrophie de la tunique charnue; celle-ci est d'un rouge vif. On détache l'endocarde assez aisément: son épaisseur est à peu près double de la normale.

L'origine de l'aorte est un peu dilatée et parsemée de quelques taches d'un blanc jaunâtre, sans incrustations calcaires. Dans certains points, on y remarque une teinte d'un rouge pâle. Cette coloration existe aussi, et elle est même plus marquée, sur les valvules aortiques.

Il n'existe aucune trace d'imbibition cadavérique.

Cette autopsie est si bien en rapport avec la partie séméiologique et avec le diagnostic, qu'elle ne saurait nous suggérer de bien nombreuses réflexions. Il est un point seulement qui peut-être exige que nous nous y arrêtions : c'est cette dilatation assez considérable de l'oreillette droite, coïncidant ici avec l'absence complète d'infiltrations notables. Ce fait est-il de nature à infirmer nos remarques antérieures à cet égard ? Je ne le pense pas ; et voici pourquoi. C'est qu'ici nous avons, non-seulement dilatation de cette oreillette, mais hypertrophie au moins proportionnelle de son tissu musculaire ; orifice tricuspide convenablement agrandi, et fermé par une valvule bien conformée ; enfin, ventricule droit non dilaté, et orifice pulmonaire bien libre lui-même ; toutes circonstances peu favorables à cette stase du sang veineux, point de départ des infiltrations. Dans nos observations antérieures, nous avions, on peut le dire, une dilatation passive : ici, nous avons en quelque sorte un véritable anévrysme actif, résultat probable de ce travail inflammatoire dont nous avons retrouvé tant de vestiges épars, et dans l'épaississement de l'endocarde, et dans les rougeurs de l'aorte, et dans ces concrétions elles-mêmes, ambrées, fibrineuses, à la formation desquelles la stomatite inflammatoire de notre malade peut bien n'avoir pas été étrangère, aidées d'ailleurs qu'elles ont dû être par cet obstacle si notable à la circulation du sang artériel, situé à l'orifice bicuspide, cause prochaine, sinon unique, de la dilatation de l'oreillette gauche, et qui, de proche en proche, a fait ressentir son influence jusque dans le cœur droit, dont l'obstruction, comme nous l'avons vu, paraît avoir determiné l'asphyxie du malade.

Ici se termine la première partie de ce mémoire, l'exposé des faits. Il me serait facile d'ajouter à cette liste une dizaine de faits encore, non moins probants que les précédents. Mais je craindrais de fatiguer le lecteur et de retomber dans des répétitions superflues. Je crois d'abord avoir à peu près complètement exposé toutes les principales altérations, ou du moins les plus communes, que le cœur puisse nous offrir, et ensuite avoir suffisamment démontré, par l'examen cadavérique, la possibilité, dans tous ces cas, d'un diagnostic positif et précis. N'avons-nous pas vu, dans presque tous, une concordance exacte entre le diagnostic et l'autopsie, et, quand il y a eu omission, erreur même de notre part, ne l'avons-nous pas confessée franchement et de manière à ce qu'elle tournât au profit de la science, une erreur signalée étant le meilleur enseignement qui puisse prévenir les erreurs analogues?

Revenons aujourd'hui sur tous ces faits, pour exposer et étudier à leur tour les divers moyens d'exploration à l'aide desquels nous avons pu soumettre à une aussi minutieuse analyse des maladies réputées jadis impénétrables. Cependant, avant d'en venir à cette partie didactique de notre question, jetons un coup d'œil général sur ces lésions diverses que nous venons d'énumérer, en cherchant d'ailleurs si cette vue d'ensemble ne fera pas ressortir quelques considérations que nous n'ayons pas encore rencontrées.

Et, d'abord, remarquons tout de suite quelle différence notable de fréquence, et surtout de gravité, entre les affections du péricarde et celles du cœur lui-même. Sur nos vingt cas, nous n'avons pas un seul exemple de péricardite franchement aiguë, ou de ces épanchements considérables dans l'enveloppe du cœur qui peuvent entraîner par eux-mêmes une terminaison funeste. J'ai suivi pendant près de six années la clinique de M. Bouillaud, et c'est à peine si, pendant tout ce laps de temps, j'ai pu observer cinq ou six fois la complication que je viens d'indiquer. Je n'ai pas cité ces faits, parce que mon but était d'étudier ici plutôt le cœur lui-même que son enveloppe séreuse, dont l'histoire symptomatologique est bien connue, et parce que, sous le point de vue qui devait nous occuper, ces faits n'eussent rien ajouté d'essentiel à nos observations.

Si, comme je l'ai dit tout à l'heure, les lésions graves du péricarde sont assez rares, il n'en est pas de même de ces lésions latentes que nous révèlent, à l'autopsie, quelques adhérences légères et circonscrites, quelques plaques peu saillantes et isolées. C'est là, si je puis ainsi dire, un accessoire presque obligé des graves lésions du cœur, et qui, dans nos autopsies, a rarement fait défaut, bien que nous l'ayons généralement passé sous silence, si ce n'est quand ces adhérences ou ces fausses membranes avaient été de nature, soit à devenir elles-mêmes cause de quelques troubles fonctionnels, soit à faire soupçonner leur existence par certains signes perceptibles : ainsi dans nos observations 9, 13, 14 et 18.

Arrivons maintenant au cœur proprement dit. La première remarque qui devra nous frapper, c'est la singulière prédominance du cœur gauche sur le cœur droit, sous le rapport de ses altérations morbides. Souvent sans doute nous avons vu le cœur droit partager, à un certain degré, l'hypertrophie du cœur gauche; mais, n'a-t-il pas toujours existé, entre ces deux genres d'hypertrophie, une différence assez marquée pour qu'il fût aisé de voir que l'hypertrophie du cœur gauche avait dû être une lésion capitale, primitive, et celle du cœur droit au contraire une lésion accessoire et secondaire? Quant aux altérations valvulaires, où les avons-nous rencontrées, si ce n'est encore, presque exclusivement, à gauche, celles du cœur droit n'ayant consisté, le plus souvent, que dans un agrandissement passif des orifices et en particulier de l'orifice tricuspide?

A quoi peut tenir une différence aussi tranchée entre deux cavités aussi limitrophes et aussi analogues sous le rapport de la structure? Cette différence ne peut tenir qu'à la différence des deux sangs qui les traversent. Voisines anatomiquement, les cavités droite et gauche sont fort éloignées l'une de l'autre au point de vue physiologique. Elles sont, on peut le dire, séparées, sous ce rapport, par toute la distance qui existe entre le sang artériel et le sang veineux. C'est dire que, relativement à la pathogénie des affections qui nous occupent, je me range, sans hésiter, à l'avis de M. Bouillaud; l'inflammation de la membrane interne du cœur, la congestion sanguine des différentes parties de cet organe, et j'ajouterai la composition moléculaire du sang qui les baigne, me paraissant être les points de départ essentiels des altérations de structure que nous présentent, ou son tissu musculaire, ou ses valvules.

Il est néanmoins une autre condition encore qui doit entrer en ligne de compte dans l'étude anatomo-pathologique du centre circulatoire. Cette condition, secondaire, il est vrai, et qui suppose toujours l'existence de quelque autre condition morbide préalable, c'est l'effort du sang à l'intérieur, et sur les parois mêmes des cavités du cœur, effort de dilatation toute mécanique, d'où résulte l'agrandissement de ces cavités et de leurs orifices, et qui n'exclut pas, bien entendu, pour l'explication de ce qu'on a nommé l'hypertrophie excentrique, le rôle d'une nutrition exagérée, soumise fortuitement peut-être, dans l'accroissement pathologique de l'organe, aux mêmes lois que dans son évolution normale, c'est-à-dire ayant simultanément augmenté sa masse et agrandi sa capacité.

Au reste, cette dilatation mécanique intervient surtout dans ces agrandissements partiels que nous présentent telle ou telle cavité spéciale, tel ou tel orifice, au delà desquels le libre passage de l'ondée sanguine se trouve plus ou moins complètement intercepté. J'ai dit que le cœur droit, plus spécialement que le cœur gauche, nous offrait de ces altérations passives, si je puis les désigner ainsi. Un mot maintenant sur le mécanisme de leur formation.

S'il était ordinaire de rencontrer la lésion organique des valvules de l'artère pulmonaire, le rétrécissement de l'orifice correspondant, on concevrait sans peine qu'en deçà de cet obstacle le ventricule droit et l'oreillette elle-même se montrassent dilatés. Mais, comme nous pouvons en juger nous-mêmes, par les faits que nous venons de passer en revue, cette lésion des valvules pulmonaires est peu commune. Et pourtant, bien souvent, nous avons vu la dilatation des cavités droites. Pourquoi cela ? C'est que, suivant la remarque de M. Bouillaud, un obstacle situé dans les cavités gauches exerce, de proche en proche, sur la circulation du cœur droit, une influence qui, pour être plus lointaine, n'en est pas moins sûre et moins réelle. Développons cette idée, en l'appuyant sur un exemple.

Une lésion existe à l'orifice de l'aorte. Cette lésion

arrête, ou du moins gêne dans son passage, le sang projeté par le ventricule gauche. Une partie de ce sang séjourne donc dans le ventricule, et s'oppose à ce que l'oreillette du même côté puisse y verser tout le sang qu'elle devait lui apporter. Cette oreillette contenant à son tour une partie de ce sang en réserve, les veines pulmonaires qui s'y abouchent vont, par la même raison, ne se vider qu'incomplètement, et il en sera de même, par conséquent, du parenchyme pulmonaire qui les alimente. Si ce parenchyme reste ainsi pénétré d'une quantité de sang dont il aurait dû se débarrasser, il ne pourra recevoir tout le sang veineux que lui amènent les ramifications de l'artère pulmonaire, et alors, rétrogradant à son tour, l'ondée veineuse va distendre successivement l'artère pulmonaire, puis le ventricule droit, puis l'oreillette du même côté, et enfin le système veineux tout entier, d'où résultent bientôt des infiltrations séreuses, soit partielles, soit générales.

Rappelons-nous que c'est en tenant compte de l'étendue ou de l'importance de ces épanchements séreux que nous avons, plus d'une fois, diagnostiqué des dilatations du cœur droit, et, en particulier, de l'oreillette, vérifiées ensuite par l'autopsie. Ajoutons que si, au début de ces arrêts dans la circulation veineuse, le ventricule droit peut encore redoubler d'efforts,et, par cet excès de contractions musculaires, cause des palpitations et de la dyspnée que le malade accuse à cette époque, s'il contribue sans doute alors à hypertrophier son tissu, un moment peut arriver néanmoins où sa dilatation sera telle, qu'ayant perdu en force contractile ce qu'il aura gagné en capacité, la faiblesse même et l'impuissance de ses contractions deviendront une cause nouvelle de stase sanguine ajoutée à celles que nous avous signalées, fortifiées d'ailleurs elles-mêmes par une autre circonstance morbide dont je n'ai rien dit encore et qui résulte du fait même de la dilatation des cavités droites, je veux dire cette insuffisance de la valvule tricuspide que nous avons plusieurs fois constatée après la mort, ou même annoncée pendant la vie.

Ainsi donc, pour résumer ce qui concerne le cœur droit d'après nos observations, le plus souvent, je ne prétends pas dire constamment, hypertrophie excentrique, dilatation passive, souvent hypertrophie simple, c'est-à-dire sans lésions valvulaires bien notables, voilà à quoi peut se réduire son histoire anatomo-pathologique.

Dans le cœur gauche, au contraire, l'hypertrophie sans lésions valvulaires est presque une anomalie. Nous en avons cité un exemple (observ. 1re), et encore est-il facile d'y remarquer que les valvules n'étaient pas parfaitement saines. Comme dans le cœur droit, ici encore c'est le plus souvent l'orifice auriculaire qui est lésé, ou c'est à cet orifice que prédomine la lésion, quand nous voyons coïncider les lésions aortiques. Plus d'une fois nous avons montré la raison probable de cette prédominance, dans l'influence que peuvent exercer, sur la coagulation et le dépôt de la fibrine du sang artériel, les cordes tendineuses qui viennent aboutir à la valvule bicuspide. Comme dans le cœur droit, nous avons souvent ici des dilatations partielles, soit du ventricule, soit de l'oreillette, mais, moins que dans le cœur droit, nous avons rencontré, dans le cœur gauche, les orifices libres ou dilatés. L'étroitesse de ces orifices est même certainement une des lésions les plus communes que nous ayons observées, qu'il y eût ou non insuffisance concomitante. Et, à ce propos, signalerai-je ici cette particularité, curieuse peut-être, pour ceux qui croient aux causes finales, que, par la disposition même des lésions morbides que nous présentent les deux cœurs dont nous venons de parler, il semble que la nature ait, en quelque sorte, pourvu elle-même, comme par un dernier trait de prévoyance, à ce que le terme fatal, inévitable ici tôt ou tard, en raison même de la maladie, fût, du moins autant que possible, retardé? Je m'explique.

De tous les périls mortels que peuvent entraîner l'hypertrophie du cœur et les lésions valvulaires, il en est deux principaux, l'afflux d'une trop grande masse de sang au cerveau, d'où l'apoplexie; l'arrivée d'une quantité de sang trop minime dans le poumon, d'où l'asphyxie. Je dis que, telles qu'elles se présentent généralement, les lésions des orifices semblent être du moins aussi favorables que possible à prévenir ce double accident. Ainsi, nos orifices droits qui mènent au poumon, sont, comme nous l'avons vu, presque toujours libres et béants. Ainsi, nos orifices gauches, qui mènent au cerveau, ne sont-ils pas, le plus ordinairement, resserrés ou insuffisants, de manière à ce qu'il en résulte, ou une issue imparfaite de la colonne sanguine, au premier temps, par l'orifice aortique rétréci; ou un dédoublement de cette colonne elle-même, par son reflux, soit dans l'oreillette, à ce même temps, soit dans le ventricule, au second temps?

Je le répète, cette particularité est, pour moi, plutôt un fait curieux et fortuit qu'une précaution de la nature, qu'un vestige d'ordre dans le désordre même; mais je m'y suis arrêté, en passant, par ce motif seulement, que cette considération ne serait pas à négliger entièrement, sous le point de vue du pronostic, dans une étude générale des maladies du cœur.

Abordons maintenant l'examen de nos moyens d'exploration, non pour composer ici un traité complet de diagnostic, mais pour relever spécialement les vues pratiques que nous suggéreront les faits cliniques eux-mêmes que nous avons analysés.

SECONDE PARTIE.

Étude succincte des moyens de diagnostic dans les maladies du cœur.

Le premier signe que l'on a pu remarquer presque constamment, en tête de ceux dont l'ensemble constituait notre histoire symptomatologique, c'est l'état du pouls. Il y a, comme on le sait, deux choses à étudier dans le pouls: quantité et qualité. La quantité n'est ordinairement essentielle à noter que dans les maladies aiguës, péricardite, endocardite, etc. Le pouls, dans ces cas, peut atteindre une vitesse extrême: on l'a vu dépasser 130 et 140. Du reste, nos vingt malades relatés ci-dessus ne nous ont point offert de cas de ce genre. Je rappellerai seulement le fait de concrétions sanguines (OBS. 19), où le cœur battait 124 fois par minute, comme pour racheter par la multiplicité de ses contractions l'insuffisance de chacune d'elles. Chez eux donc, généralement, rien de notable du côté du pouls, sous ce premier point de vue. Mais il n'en est pas de même sous le rapport des qualités.

Et, en effet, les qualités du pouls, bonnes à apprécier sans doute dans les maladies aiguës, le sont surtout dans les cas d'affections chroniques du centre circulatoire. Rappelons-nous que, plus d'une fois, le pouls fut pour nous le premier indice d'une affection du cœur, et éveilla chez nous un soupçon que la suite de l'examen vint transformer en certitude. Tantôt nous avons vu le pouls vibrant, développé, résistant, nous annoncer de suite (voy. OBS. 5 et autres) l'existence d'une hypertrophie du cœur, et, en particulier, du ventricule gauche; et, de ce développement du pouls, nous avons été amenés à conclure qu'il n'y avait apparemment, ni étroitesse bien prononcée des orifices, ni insuffisance bien considérable des valvules, à moins toutefois d'une forte hypertrophie du système artériel. Tantôt les caractères opposés ont pu nous faire pressentir des lésions contraires. Presque toujours nous avons pû saisir un parfait accord entre l'état du pouls et celui du cœur : il semblait que le premier fût comme l'écho du second. Quelquefois cependant nous avons noté, entre ces deux signes, une discordance qui devenait elle-même un signe nouveau, annonçant, par exemple, la présence de quelque obstacle entre la contraction ventriculaire et la pulsation radiale (OBS. 19).

Au reste, les qualités du pouls ont-elles été modifiées dans tous nos cas ? Non, sans doute : et il est bon d'être averti de cette vérité pratique, que, si certains désordres du pouls correspondent souvent à certaines lésions du cœur, il n'en est pas moins vrai que l'absence des premiers ne suppose pas nécessairement l'absence des secondes. Chez plusieurs de nos malades, le pouls est resté régulier jusqu'au dernier moment. Ceci nous amène à cette réflexion, que si les anciens, privés, il est vrai, des signes physiques si positifs que plus tard d'autres méthodes d'examen nous ont fournis, considérèrent le pouls comme devant être la principale boussole de l'observateur dans l'étude qui nous occupe ; que si Corvisart lui-même a cru devoir développer avec tant de soins et de détails toutes les indications du pouls, il faut convenir que les progrès de la science n'ont pas sanctionné sur tous les points leur confiance et leurs éloges. Ainsi, qui de nous aujourd'hui oserait diagnostiquer une lésion du cœur, seulement d'après l'irrégularité, l'intermittence ou les inégalités du pouls ? Caractères trompeurs, en effet, parce qu'ils peuvent coïncider avec des lésions purement dynamiques ou nerveuses.

Je sais qu'on a prétendu néanmoins que ces signes étaient capables de spécialiser la lésion de tel ou tel des orifices, de telle ou telle des valvules, et qu'ainsi le pouls irrégulier, inégal, petit, intermittent, annonçait plutôt le rétrécissement aortique que le rétrécissement bicuspide. Un coup d'œil rapide sur nos différents malades va nous montrer que cette loi, qui peut être vraie dans certains cas, n'est pas du moins sans exception.

Chez nos vingt-un malades, le pouls a été noté plus ou moins inégal ou intermittent, sept fois seulement, et dans les cas suivants :

Hypertrophie sans lésions valvulaires bien notables (OBS. 1). Pouls médiocrement développé, inégal, intermittent, irrégulier.

Hypertrophie moyenne. Épaississement des val-

vules. État crétacé de l'aorte (OBS. 6). Pouls intermittent, peu développé, mais dur et vibrant.

Hypertrophie considérable. Déformation des valvules. Insuffisance bicuspide (OBS. 11). Pouls assez égal, mais intermittent, disproportionné à la force du sujet.

Double rétrécissement avec insuffisance bicuspide et peut-être aortique. Adhérences péricardiques (OBS. 13). Pouls un peu inégal, peu développé.

Rétrécissement bi et tricuspide. Insuffisance bicuspide. Léger épaississement aortique (OBS. 15). Pouls assez régulier, mais un peu inégal, médiocrement développé, non vibrant.

Dilatation du cœur droit. Végétations aortiques. Étroitesse bicuspide. Caillots dans le cœur (OBS. 19). Pouls petit, inégal, intermittent, irrégulier.

Étroitesse et un peu d'insuffisance bicuspides. Léger épaississement aortique. Caillots dans le cœur (OBS. 20). Pouls rapide, très petit et inégal.

Ne voyons-nous pas, par conséquent, l'intermittence ou l'inégalité du pouls coexister avec les lésions les plus diverses, depuis la simple hypertrophie jusqu'aux altérations valvulaires les plus complexes, jusqu'aux concrétions sanguines à l'intérieur du cœur? et comme on pourrait se demander si, du moins dans les sept cas que nous venons de citer, il n'y avait pas un rapport nécessaire entre les lésions organiques et les caractères du pouls, ajoutons que, dans les quatorze autres, le pouls fut noté comme conservant sa régularité. Je citerai en particulier parmi ceux-ci : l'insuffisance bicuspide (OBS. 2), l'épaississement des valvules aortiques sans insuffisance (OBS. 3), la même lésion avec insuffisance (OBS. 4), l'étroitesse des deux orifices avec végétations de la valvule bicuspide et état crétacé des valvules aortiques (OBS. 16), etc.

Reconnaissons donc que le pouls est, sans contredit, un auxiliaire utile, précieux même, dans l'étude des lésions du cœur ; mais n'allons pas, pour cela, nous exagérant son importance, lui demander des renseignements qu'il ne peut nous fournir, et lui accorder ainsi un degré de confiance que d'autres méthodes plus précises pourraient revendiquer à juste titre.

Je ferai cependant exception en faveur d'une qualité du pouls dont je n'ai rien dit encore : je veux parler du frémissement vibratoire que nous présente quelquefois l'ondée sanguine, et cela plus souvent, il est vrai, dans les artères voisines du cœur que dans les artères éloignées. Cette qualité du pouls coïncide assez fréquemment, soit avec les causes du frémissement cataire, en général ; soit même, en particulier, avec un rétrécissement de l'orifice aortique (voy. spécialement nos observations 5, 12 et 18).

Poursuivons notre exploration raisonnée. Nons venons de noter le pouls de notre malade ; découvrons maintenant sa poitrine, et examinons la région précordiale. Je dis à dessein *examinons* : en effet, il est plus d'un signe qu'une simple vue va nous fournir. Ces signes sont, la *voussure*, le *déplacement de la pointe du cœur*, et les *battements* de cet organe.

La *voussure* de la région précordiale n'est pas toujours un phénomène morbide. Chez certains individus, la région mammaire gauche est plus développée, plus saillante que la droite, et cette anomalie peut être ou native, ou produite par l'exercice fréquemment répété des muscles de ce côté, ainsi que cela a lieu chez les gauchers. La voussure précordiale peut encore dépendre d'une déviation de la colonne vertébrale : on conçoit, par exemple, que, quand celle-ci est convexe en avant et à gauche, les côtes, sous l'influence de cette déviation, pourront former une saillie au devant de la région précordiale.

Mais, s'il est vrai de dire que cette saillie peut être, dans certains cas, une circonstance sans valeur symptomatologique, ce n'est pas une raison d'en conclure qu'il en est toujours ainsi. Presque constant dans les hypertrophies du cœur un peu étendues, et dans les hydropéricardes, le soulèvement, plus ou moins circonscrit, de la région précordiale est un phénomène pathologique incontestable, susceptible même, bien que rarement, dans le cours de certaines maladies aiguës du centre circulatoire, de présenter, ainsi que la matité précordiale elle-même, une sorte d'augment et de déclin appréciables pendant un laps de temps assez court.

Cette voussure précordiale, facile à saisir quelquefois dès la première vue, n'est pas toujours aussi évidente. Pour pouvoir, non-seulement en constater l'existence dans les cas douteux, mais encore en mesurer le degré, j'ai fait exécuter par M. Charrière un petit instrument fort simple que j'ai nommé *cyrtomètre* (de κυρτὸς, courbe, et μέτρον, mesure). C'est une lame d'acier, surmontée, dans sa partie moyenne, d'une échelle graduée le long de laquelle peut monter avec frottement un curseur que deux tiges, parallèles à la lame d'acier et fixées chacune à son extrémité opposée, soulèvent quand on fait subir à cette lame flexible une certaine incurvation. Bien entendu, cet instrument ne peut constater une voussure précordiale, qu'à la condition d'avoir été préalablement appliqué sur la région mammaire droite, en variant d'ailleurs à plusieurs reprises le sens de son application, et en ayant le soin d'employer, dans les applications comparatives, une pression bien identique à elle-même. A l'aide de ces précautions, le cyrtomètre m'a toujours paru remplir convenablement son but. Au reste, la région précordiale, qui m'en a suggéré l'idée, n'est pas la seule qui puisse en réclamer l'emploi; et chaque fois qu'il sera de quelque intérêt pratique de mesurer une saillie pathologique limitée, le cyrtomètre pourra trouver son application.

Déplacement de la pointe du cœur. Quelques observateurs ont dit que la pointe du cœur devait battre, normalement, à quatre centimètres environ au-dessous du mamelon. Cette délimitation, vraie dans un bon nombre de cas, est,souvent aussi, démentie par les faits: et voici pourquoi. C'est que le mamelon est susceptible de transpositions natives assez étendues, dans le sens vertical spécialement. J'ai vu quelquefois la pointe du cœur à une distance presque double de celle que je viens d'indiquer, le cœur étant parfaitement sain. Si nous voulons prendre le mamelon comme point de repère, prenons-le plutôt comme limite de latéralité, et disons que la pointe du cœur bat entre le mamelon et le sternum, plus près du premier que de celui-ci : mais ajoutons, comme localisation essentielle, et à bien dire infaillible, *dans le cinquième espace intercostal.* Cette détermination est si exacte, que plusieurs années d'observations précises ne m'ont pas fourni une seule exception à cette règle, et que, bien des fois, j'ai été amené à soupçonner, avec justesse, l'existence d'une affection organique du cœur, que rien encore ne devait me faire pressentir, par cela seul que la pointe du cœur s'offrait à moi, soit plus en dehors, soit plus bas, que je ne viens de le dire.

Remarquons en effet que, dans les affections organiques propres au cœur, c'est, ou dans les deux sens, ou dans l'un des deux seulement, que s'opère le déplacement. Dans les autres cas, la lésion morbide siége ailleurs généralement. Ainsi, j'ai vu des épanchements pleuraux du côté gauche refouler le cœur jusque dans la région mammaire droite. Ainsi, j'ai vu des tympanites abdominales, ou des ascites, le soulever jusque dans le second espace intercostal, et cela même malgré la coexistence d'une hypertrophie du cœur considérable, ainsi que notre 10me observation nous en a fourni un exemple.

Ajoutons enfin qu'on ne voit pas toujours les mouvements de la pointe du cœur, et que souvent ce n'est qu'au moyen d'une forte pression avec le doigt qu'on parvient à les saisir.

Cette réflexion n'est pas moins applicable au troisième signe dont nous allons parler, et que j'ai indiqué comme pouvant nous être présenté par une inspection de la région précordiale, je veux dire les *battements* du cœur lui-même.

Chez un sujet maigre, et chez lequel, sous l'influence d'une cause quelconque, le cœur vient à précipiter ses contractions, on peut voir la région précordiale soulevée, non-seulement par la pointe, mais aussi, quoique plus faiblement, par la base de cet organe. Ce soulèvement peut être plus ou moins brusque, plus ou moins fortement prononcé; mais, sauf les cas morbides, il sera peu étendu, circonscrit généralement dans une surface de six ou huit centimètres au plus carrément. Dans les affections organiques, au contraire, ces battements peuvent être beaucoup plus larges; ils peuvent se faire sentir dans une étendue presque double; ils peuvent se propager, au moyen du diaphragme, jusque dans le creux sous-sternal, en même temps que leur impulsion soulève brusquement et visiblement le stéthoscope ou la tête elle-même de l'observateur. L'étendue de ces battements est ici le fait capital : leur force n'est qu'un phénomène secondaire; cette impulsion, à moins qu'elle ne dépasse certaines limites que l'habitude nous apprend à reconnaître, étant compatible avec l'état physiologique. Chacun sait en effet que, sous l'influence d'une course rapide, le cœur *bat fort*, comme on le dit vulgairement, mais il ne bat pas pour cela avec une exagération d'étendue proportionnelle. Ces battements étendus constituent donc un phénomène morbide, et, je puis le dire, ils caractérisent essentiellement un état spécial du cœur, l'hypertrophie. Il en est de même, au reste, des signes précédents. Comme pour ceux-ci d'ailleurs, l'existence de ce dernier signe (les battements étendus) n'est pas encore tellement nécessaire, dans l'hypertrophie, que l'absence de ce signe doive exclure immédiatement l'idée de l'affection que sa présence caractérise. Ce signe peut manquer plus ou moins complètement, et cela par suite, ou de l'embonpoint du malade, ou de la coïncidence de quelque autre affection, telle qu'un épanchement, soit pleural, soit péricardique, ou bien par le fait même du faible degré de l'hypertrophie, ou par le peu d'énergie des contractions ventriculaires, affaiblies, soit par les progrès même de la maladie, soit par la médication employée pour la combattre.

Dirai-je aussi que, si l'hypertrophie du cœur est caractérisée par l'étendue et la vigueur de ses battements, l'absence ou le peu d'énergie de ceux-ci peut encore avoir pour cause l'état contraire, c'est-à-dire l'atrophie, état d'ailleurs assez rare, et que nos précédentes observations ne nous ont pas présenté; cet état du cœur, contrairement à l'hypertrophie, existant le plus souvent seul, et même supposant presque nécessairement l'absence de toute lésion valvulaire?

Enfin, quand c'est par l'application de la main que nous apprécions les battements du cœur, une particularité spéciale peut encore s'offrir à notre observation : je veux dire une certaine sensation de gêne, ou d'embarras, dans les contractions ventriculaires, sensation tactile difficile à décrire, et qui, j'en conviens, exige, pour être perçue, un haut degré d'habitude; mais qui exprime alors, pour une main exercée, l'existence de brides ou d'adhérences péricardiques qui enrayent les mouvements du cœur. Je rappellerai, à l'appui de cette remarque, notre observation 13 en particulier.

Si l'étendue anormale des battements du cœur, dans les cas les mieux faits pour déterminer ce résultat, peut quelquefois se dérober à notre vue, ou se soustraire à la perception de la main, il est un autre mode d'exploration pour lequel l'hypertrophie ne saurait, en général, rester latente ; je veux parler de la percussion.

Normalement, la *matité* qui correspond à la présence du cœur est de quatre à six centimètres en carré, quand cette matité existe. J'ajoute cette réserve ; car bien souvent la percussion la plus habilement pratiquée ne saurait rencontrer un son mat dans la région précordiale, soit que l'estomac distendu par des gaz vienne masquer, par la clarté de sa résonnance, l'obscurité du son que vous cherchez ; soit, ce qui est le plus ordinaire, qu'une lame de poumon se trouve interposée au devant du cœur et qu'elle soit assez épaisse pour produire le même effet. Dans les cas morbides, au contraire, et spécialement dans les cas d'hypertrophie du cœur un peu notable, la percussion, non-seulement constate, mais encore mesure, et cela souvent avec une précision mathématique, l'agrandissement de l'organe. Il n'est qu'un petit nombre de nos faits cliniques où ce mode exploratoire nous ait fait défaut; et nous avons vu, dans deux cas entre autres, combien ses renseignements peuvent être conformes aux résultats de l'autopsie (voy. les OBS. 7 et 21). Nous avons vu que c'était surtout cette matité anormale qui nous servait de base dans l'évaluation du poids du cœur, partie secondaire du diagnostic, souvent encore confirmée elle-même après la mort. Quant aux limites de cette matité, elles ont varié, dans nos observations, entre la normale et seize centimètres dans l'un des deux sens. (OBS. 19.) Généralement, c'est dans le sens transversal que nous avons trouvé l'étendue de la matité la plus considérable.

Jusqu'à présent, et dans tout ce qui précède, nous ne voyons que des signes d'hypertrophie. Arrivons maintenant à des lésions plus profondes. Et d'abord, si nous supposons toujours qu'une de nos mains soit appliquée sur la région du cœur, un signe nouveau peut encore s'y présenter à notre observation, je veux dire le *frémissement vibratoire*.

Ce phénomène, signalé pour la première fois par

Corvisart, suppose nécessairement, ou du moins le plus généralement, ainsi que la plupart des bruits morbides dont nous parlerons bientôt, denx conditions : 1° un certain degré de vitesse et de volume dans l'ondée sanguine, et, par conséquent, une certaine force dans la contraction ventriculaire; 2° un obstacle plus ou moins puissant qui enraye incomplètement le passage du sang et augmente la collision de ses molécules. Disons, par anticipation, que nous retrouverons ces deux mêmes éléments dans la production de tous nos bruits de souffle. Ainsi donc, s'il n'est pas vrai que tout souffle suppose nécessairement un frémissement vibratoire, il est incontestable, d'un autre côté, que tout frémissement vibratoire suppose nécessairement un bruit de souffle.

Le frémissement vibratoire n'est pas un phénomène rare. Dans nos vingt-et-un cas, nous l'avons rencontré six fois (OBS. 12, 13, 16, 18, 19, 21). Si maintenant nous nous demandons quelles sont les lésions avec lesquelles il coexiste, nous verrons que, dans nos observations, ce furent constamment, soit des végétations charnues, soit des concrétions crétacées ou calcaires, à l'un seulement des orifices gauches, ou plus souvent à l'un et à l'autre.

Suivant M. Bouillaud, il y aurait eu des cas, inexpliqués, dit-il, de frémissement vibratoire au cœur sans lésions organiques. Si, sous ce rapport, le signe dont nous venons de parler peut donc quelquefois être infidèle, il n'en est pas de même de ceux dont je vais maintenant aborder, ou plutôt résumer l'histoire, et qui relèvent tous du domaine de l'auscultation.

Bruits du cœur. Les détails stéthoscopiques dans lesquels nous sommes entrés, à l'occasion de chacune de nos observations particulières, et les considérations sommaires dont nous avons fait précéder notre exposé des faits, pourraient nous dispenser peut-être de la tâche qui nous reste à remplir. Je crois cependant que, rassembler maintenant sous un même cadre tout ce que ces réflexions pratiques peuvent offrir de plus général; que, rapprocher tous ces traits disséminés et les réunir en un tableau qui les résume, ou au besoin les développe; ce sera donner à ces études de diagnostic un complément, sinon nécessaire, du moins utile, et dont l'intérêt clinique pourra faire oublier les redites ou les vices de forme.

Je partage en six catégories principales les bruits divers que peut percevoir notre oreille, quand nous auscultons un cœur. Ces bruits sont ou *normaux*, ou *sus-normaux*, ou *sous-normaux*, ou *modifiés*, ou *remplacés*, ou *accompagnés*. Parcourons rapidement ces six divisions.

1re DIVISION. *Bruits du cœur normaux*. Je ne répèterai point ici tout ce que j'ai dit, en commençant ce travail, sur les quatre causes qui me paraissent concourir à la production de ces bruits ; sur la prédominance du claquement valvulaire, que nos études cliniques ont, depuis lors, si pleinement démontrée ; sur la raison anatomique qui fait que le premier bruit est un peu plus sourd et plus long, et le second plus clair et plus court, etc. Je rappellerai seulement que, de ces deux bruits, le premier s'entend, à son maximum, au-dessous et un peu en dehors du sein, et le second, au-dessus et en dedans, tout en convenant que cette différence est souvent plus facile à saisir dans l'état morbide qu'à l'état normal ; et j'engagerai le lecteur, qui voudrait s'exercer au diagnostic des maladies du cœur, à ausculter avec beaucoup de soin et longtemps des cœurs normaux, avant d'ausculter des cœurs malades. On ne saurait croire, en effet, de combien de nuances variées et impossibles à décrire l'état normal est susceptible, et combien la connaissance de ces nuances diverses facilite ensuite l'étude des bruits anormaux.

Un mot encore, avant de quitter l'état normal, sur une particularité stéthoscopique que je n'ai vue signalée nulle part, et dont il est bon, je crois, d'être averti.

Il m'est arrivé, rarement il est vrai, trois fois seulement pendant mes deux années de clinique, d'entendre, au moment où j'appliquais l'oreille sur la région précordiale, un bruit de bourdonnement confus, assez intense pour masquer d'abord tout autre bruit, et que, la première fois, je ne savais comment expliquer, quand, après avoir duré assez longtemps pour que je crusse devoir le consigner dans la rédaction de mon observation, il disparut peu à peu et sans retour. Ce bourdonnement me paraît être un *bruit rotatoire*, résultat probablement de quelques contractions fibrillaires des muscles pectoraux : et, en effet, la troisième fois que je le rencontrai (c'était chez un malade atteint d'embarras gastro-intestinal apyrétique, salle Saint-Jean-de-Dieu, n° 19), après avoir inutilement essayé l'interposition du stéthoscope, la suspension de la respiration, etc., je fis asseoir le malade, le bras appuyé à l'aise sur son lit, et presque aussitôt ce bruit cessa, pour ne plus reparaître, me laissant alors distinguer les bruits du cœur qui étaient parfaitement normaux. De mes deux autres malades, l'un était affecté d'une hémorrhagie cérébrale en voie de résorption (salle Saint-Jean-de-Dieu, n° 14), et l'autre, c'était une femme (salle Sainte-Madeleine, n° 14), d'un mélange d'hémorrhagie et de ramollissement dans l'hémisphère gauche, avec méningite partielle. Je me demandai même, chez celle-ci, si la rigidité et la contracture du membre supérieur gauche n'était pas une raison de supposer quelque contracture analogue et profonde des muscles précordiaux. Au reste, je ne tardai pas à reconnaître le peu de validité de cette hypothèse, quand je vis la rigidité du bras persistant et mon bruit rotatoire disparu. Inutile de dire qu'à l'autopsie je ne trouvai rien de spécial au cœur.

En outre des trois faits que je viens de citer, j'ai signalé un autre exemple de ce même bruit dans notre observation 21 (voyez ci-dessus). J'ai dû cependant ne le signaler cette fois qu'avec quelque doute, n'ayant été que simple rédacteur de cette observation qui date, comme on a pu le voir, d'une époque bien antérieure à celle où j'entrai en exercice.

Mais en voilà assez, je pense, sur un phénomène essentiellement accessoire. Arrivons maintenant à des bruits morbides proprement dits.

2e DIVISION. — *Bruits sus-normaux.* Les bruits du cœur peuvent outrepasser l'état normal, si je puis ainsi dire, soit sous le rapport de leur clarté, soit sous le rapport de leur plénitude, de leur force : ils peuvent être, en un mot, plus *clairs* ou plus *forts* que normalement.

L'exagération dans la *clarté* de ces bruits n'a pas toujours une valeur clinique bien positive. Elle peut tenir à la maigreur de la paroi pectorale, ou au voisinage de l'estomac distendu par des gaz, ainsi qu'on l'observe très souvent chez les jeunes filles chlorotiques. Quelquefois cependant elle a pour cause la dilatation des cavités du cœur, surtout si cette dilatation coïncide avec l'amincissement de ses parois (anévrysme passif de Corvisart), lésion rare, en tant que coexistant avec cette absence complète de déformation valvulaire que supposent les bruits dont nous parlons. Ce qui est plus fréquent, c'est que, dans un cœur organiquement affecté, l'un des bruits seulement nous présente ce caractère de clarté ; et alors, le plus souvent, c'est le second. On conçoit que, ce dernier étant normalement le plus clair des deux, pour peu que le premier bruit soit obscurci pathologiquement, par ce fait seul, le contraste entre l'un et l'autre pourra devenir assez frappant pour étonner notre oreille.

Les bruits *plus forts*, *bien frappés*, comme on le dit quelquefois, ne sont pas non plus incompatibles avec l'état physiologique, ou du moins avec l'absence de toute lésion organique. A la suite d'une course rapide, dans des cas de palpitations purement nerveuses, le cœur bat souvent avec assez de force pour que les bruits se ressentent nécessairement de la vigueur de l'impulsion. S'il en est ainsi dans des cas où la force des contractions ventriculaires n'est que momentanément exaltée, à plus forte raison dans ceux où cette exaltation est permanente, organique, dans les cas d'hypertrophie. Rarement néanmoins pourrons-nous noter alors les bruits dont je parle en ce moment; car, pour peu que les valvules viennent à partager l'hypertrophie du tissu charnu lui-même, aussitôt une nuance nouvelle prend naissance, les bruits sont *secs*, *parcheminés*. Je rappellerai, pour exemple, notre observation 1re, dans laquelle ces bruits furent signalés, et où l'autopsie ne nous montra qu'un si faible épaississement des valvules que nous avons pu prendre ce cas pour type d'une hypertrophie presque simple.

3e DIVISION. — *Bruits sous-normaux*. Dans cette

division, diamétralement opposée à la précédente, nous admettrons deux sous-divisions; les bruits pouvant être, ou simplement affaiblis, ou entièrement nuls. Disons tout de suite que, dans ce second cas, deux conditions sont possibles : ou le cœur a cessé de battre; il y a, par exemple, syncope complète : ou il bat trop loin de l'oreille, et séparé d'elle par un liquide faible conducteur de ses bruits. On sait que, dans une hydropéricarde considérable, l'absence des bruits du cœur n'est pas un symptôme moins caractéristique que la voussure précordiale, l'étendue de la matité, etc.

Si nos bruits, au lieu de manquer entièrement, sont simplement affaiblis, c'est-à-dire, soit *moins clairs*, soit *moins forts*, que normalement; s'ils sont, comme on les nomme alors, *sourds*, *enroués*, *voilés*, ou comme *lointains*, différentes conditions, ou morbides, ou même encore physiologiques, sont possibles : ainsi, pour commencer par ces dernières, l'embonpoint d'un malade, l'interposition d'une lame épaisse de poumon, un état demi-syncopal, voilà autant de circonstances qui ont pour effet nécessaire d'affaiblir les bruits du cœur. Et qu'on ne croie pas que cette remarque est une observation puérile et sans valeur pratique : j'ai vu bien souvent des cas où il était permis, à une oreille même exercée, d'hésiter, pour l'interprétation de ces bruits affaiblis dont nous parlons, entre l'une des circonstances que nous venons de citer, et une des lésions que nous allons maintenant énumérer.

Ces lésions sont assez variées; et, comme on le concevra sans peine, plusieurs d'entre elles nous sont, en quelque façon, indiquées d'avance par la catégorie des cas opposés que nous avons étudiés plus haut. Ainsi d'abord, si la dilatation des cavités du cœur, avec amincissement de ses parois, peut exagérer, pour notre oreille, la clarté des bruits de cet organe, il est évident que des bruits tout contraires devront être le résultat des conditions anatomiques opposées, l'épaisseur des parois du cœur coïncidant ou non avec l'étroitesse de ses cavités ; si l'hypertrophie simple peut se traduire par des bruits fortement frappés, l'atrophie s'exprimera par des bruits faiblement accentués.

Mais de plus, et c'est ici que, pour la première fois, depuis que nous parlons de l'auscultation du cœur, se présente à nous ce jeu des valvules, si important dans l'histoire stéthoscopique du cœur, l'endocardite commençante a quelquefois pour effet d'affaiblir les bruits valvulaires, d'*enrouer* les valvules, si je puis ainsi dire ; comme si, sous ce rapport, il existait une sorte d'analogie symptomatique entre la tuméfaction légère de ces voiles membraneux et celle des cordes vocales, premier indice d'une laryngite.

Nous avons montré, dans le cours de notre analyse clinique, comme le sang, fouetté par les cordes tendineuses du cœur, laissait parfois déposer sa fibrine à l'intérieur de cet organe, et spécialement sur ces tendons eux-mêmes, ou sur les valvules auxquelles ils vont aboutir. Cette coagulation, moléculaire dans son principe, ce premier rudiment de concrétions fibrineuses, qui peuvent devenir assez volumineuses pour enrayer complètement le jeu du cœur, a aussi pour résultat d'éteindre en partie la vibration des valvules, d'en assourdir les claquements.

Enfin, avant qu'une hydropéricarde soit assez abondante pour étouffer complètement les bruits du cœur, on conçoit qu'elle doit avoir pour effet de les affaiblir graduellement, de ne nous les laisser entendre que dans un lointain, qui est, en quelque sorte, le prélude plus ou moins gradué de leur complet effacement.

4e DIVISION. *Bruits du cœur modifiés.* Cette modification peut porter sur le *siége* de ces bruits, sur leur *timbre*, sur leur *rhythme* et sur leur *nombre*.

1° *Bruits du cœur modifiés dans leur siége.* Cette sous-division correspond aux déplacements du cœur, soit congéniaux, soit acquis. On sait que, dans les déplacements du cœur congéniaux, les autres organes, renfermés dans les cavités thoracique et abdominale, présentent la même transposition. Quant aux déplacements acquis, ils résultent presque exclusivement d'un épanchement pleural. J'ai vu dans nos salles (St.-J.-de-Dieu, n° 23) un malade chez lequel, sous l'influence de cette cause, le cœur battait directement au-dessous du sein droit. J'ai vu, chez un autre malade (St-J.-de-Dieu, n° 25), le cœur situé dans la région du creux sternal inférieur. Dans ces différents cas, et le premier lui-même, si remarquable pourtant par l'éloignement du cœur, justifierait cette observation, il ne faut pas croire que le diagnostic se trouve indiqué de prime abord par l'absence complète des bruits du cœur dans la région précordiale. Ce serait une erreur. Ces bruits, au contraire, y sont souvent très distincts par le fait d'une propagation que j'ai vue plus d'une fois tromper l'oreille, momentanément, du moins, et jusqu'à ce qu'un examen plus prolongé eût fait préciser exactement, soit par l'aucultation seulement, soit quelquefois même par l'inspection et par l'application de la main, le point de départ anormal de ces bruits. Au reste, je ne signale cette sous-division que pour mémoire, et l'on conçoit, en effet, qu'elle doive peu nous arrêter ici.

2° *Bruits du cœur modifiés dans leur timbre.* On pourrait croire peut-être que cette sous-division est une redite de celles relatives soit à l'augmentation, soit à la diminution dans la clarté des bruits du cœur, si je ne définissais tout de suite les termes et ne précisais exactement l'esprit de cette nouvelle sous-division. Quand je dis que les bruits du cœur peuvent être modifiés dans leur timbre, je ne prétends plus exprimer une impression en rapport, soit avec un excès, soit avec un défaut dans l'une des qualités du son perçu par notre oreille ; je veux parler d'une qualité nouvelle, d'une nuance à part dans les bruits du cœur, que M. Bouillaud désigne sous le nom de bruits *secs* ou *parcheminés* : non pas, comme on le croit quelquefois, qu'il y ait le moindre rapport à établir entre cette nuance de bruit et le bruit de parchemin, ou de cuir neuf, que nous retrouverons plus tard ; mais parce que, pour une oreille habituée à l'auscultation du cœur, les bruits présentent alors un caractère de sècheresse, et comme de dureté, analogue à ce que serait sans doute le claquement de valvules en parchemin.

Je ne doute pas que le lecteur, peu fait encore à notre méthode d'exploration, n'accuse cette expression d'une recherche un peu minutieuse; que sais-je? d'un peu de prétention peut-être. J'avoue que, pour ma part, il m'a fallu du temps et un long exercice pour bien comprendre la valeur clinique de cette dénomination, et surtout pour familiariser mon oreille avec une nuance de son peu facile quelquefois à bien saisir. Mais j'ajoute que, pour moi maintenant, ce bruit morbide est l'un des plus incontestables que je connaisse, et l'expression de *bruit parcheminé* l'une des expressions les plus vraies de notre vocabulaire stéthoscopique.

Je dirai plus : le bruit dont nous parlons en ce moment est lui-même encore, à mon avis, une de nos meilleures raisons de croire à la théorie de M. Roannet. Et, en effet, la lésion à laquelle ce bruit correspond, lésion constante et unique d'ailleurs, n'est autre chose que l'épaississement des valvules, sans déformation ; non plus ce boursouflement léger, résultat d'une endocardite naissante, et que nous avons vu plus haut produire l'enrouement des bruits valvulaires, mais un peu plus d'induration sans doute dans ces lames membraneuses, un peu d'exagération de leur nutrition ; non plus, en un mot, la congestion des valvules, mais plutôt leur hypertrophie. Je rappellerai comme exemples nos observations 1, 7, 10, etc.

3° *Bruits du cœur modifiés dans leur rhythme.* — Nous avons vu plus haut que le pouls était susceptible d'inégalités, d'irrégularités, d'intermittences, qui toutes, bien entendu, ont leur point de départ et leur cause dans une sorte d'ataxie correspondante de la part des contractions du cœur. Nous devons donc nous attendre à retrouver, dans ces cas, le même désordre dans les bruits valvulaires. Et, en effet, ces bruits peuvent nous offrir, dans leur succession et dans leur rhythme, tout autant de désordres analogues. Ils peuvent même nous en offrir de plus nombreux encore ; et la raison de cette différence est facile à saisir. Pour que la pulsation radiale, cette espèce d'écho lointain de la systole ventriculaire, soit perceptible sous notre doigt, il faut qu'il y ait tout à la fois, et un certain volume de l'ondée sanguine, et une certaine force d'impulsion de la part du cœur. On conçoit que ces deux conditions sont nécessaires, à un moins haut degré, pour que le résultat le plus prochain de la systole du cœur, ou même de la diastole artérielle, c'est-à-dire le redressement des valvules, devienne sensible à notre oreille. Donc celle-ci pourra percevoir plus de bruits valvulaires, normaux ou non, que notre doigt ne comptera de pulsations radiales. C'est ce qui a lieu, par exemple, dans ce que M. Bouillaud a nommé le *faux pas du cœur*, c'est-à-dire quand le ventricule, incomplètement rempli, par suite d'un rétrécissement auriculo-ventriculaire, bat presque à vide. C'est ce qui a lieu dans la fausse intermittence des battements de cet organe; c'est-à-dire quand, au lieu d'être complètement nulle, comme dans l'intermittence vraie (*arrêt* ou *hésitation* du cœur), la systole ventriculaire est seulement plus faible. C'est ce qui peut encore avoir lieu dans ces mouvements désordonnés et ataxiques du cœur, quand ses battements inégaux entre eux, et se répétant à intervalles inégaux aussi, ne présentent à notre oreille qu'une confusion, un tumulte, et, si je puis ainsi dire, un chaos d'autant plus inextricable quelquefois qu'il n'est pas rare que les deux temps y participent et qu'ainsi pour une seule systole il y ait deux ou trois diastoles, comme, dans d'autres instants, pour une seule diastole il peut y avoir deux ou trois mouvements systoliques.

Des désordres aussi prononcés que ceux-ci coïncident, on peut le dire, nécessairement, avec une ou plusieurs lésions organiques du cœur. Nous avons montré, à l'occasion du pouls, qu'ils ne pouvaient nous fournir aucune indication positive sur l'espèce ou le siége spécial de ces lésions. Je dirai plus maintenant : il en est, parmi ces désordres, qui peuvent coexister avec une absence complète de ces lésions, avec des palpitations, par conséquent, purement nerveuses. J'ai été plus d'une fois averti, par le défaut de rhythme dont nous parlons, de l'existence de ce genre de palpitations, chez des malades qui ne songeaient même pas à m'en instruire. Dans ces cas, c'est en général l'intermittence que nous observons; quelquefois aussi ce sont d'autres irrégularités, mais qui du moins semblent assujéties encore elles-mêmes à un certain ordre de périodicité, se reproduisant, par exemple, dans l'état de calme habituel du malade, après un nombre à peu près uniforme de contractions régulières. Du reste, ce n'est là qu'une considération secondaire dans le diagnostic différentiel de ces irrégularités nerveuses et de celles qui tiennent à une lésion organique. Ces dernières sont toujours accompagnées d'un cortége d'autres symptômes ; tels que l'impulsion, saccadée elle-même, mais en outre vigoureuse et comme massive, de la pointe du cœur ; tels que les souffles, ou autres bruits morbides, etc., symptômes dont l'absence caractérise les palpitations qui ne résultent que d'une simple névrose.

4° *Bruits du cœur modifiés dans leur nombre.* — Quelquefois, en auscultant le cœur, au lieu de deux bruits seulement, on entend trois, et même plus rarement, quatre bruits. Cette particularité est plutôt curieuse que d'une importance clinique bien notable. Elle n'est pas rare du moins pour le triple bruit : ainsi, dans les salles de M. Bouillaud, j'en ai vu quelquefois jusqu'à deux ou trois exemples coexistant à la fois. Dans presque tous les cas que j'ai observés, c'était au second temps qu'existait la duplicité anormale, et les deux derniers bruits étaient assez rapprochés et assez brefs, relativement au premier, pour rappeler assez bien à l'oreille le dactyle des vers latins, composé, comme chacun sait, d'une longue et de deux brèves. C'est ce triple bruit, ce *bruit dactyloïde*, si l'on veut me passer cette expression, que M. Bouillaud a comparé, de son côté, au bruit de rappel d'un tambour, ou bien au triple bruit d'un marteau qui rebondit sur une enclume.

Toujours c'est avec les lésions organiques du cœur qu'on a vu coïncider cette modification du rhythme de ces bruits; mais avec quelles lésions spécialement ? C'est ce qu'on ne peut préciser d'une manière bien positive. M. Bouillaud, dans son *Traité des maladies du cœur,* dit n'avoir jamais rencontré le rhythme à trois ou quatre bruits que chez des malades atteints de rétrécissement de quelqu'un des orifices du cœur, avec induration des valvules, accompagnée ordinairement des suites d'une péricardite. Plus d'une fois, au lit du malade, il nous a paru disposé à rapporter le triple bruit à un rétrécissement de l'orifice bicuspide avec hypertrophie de l'oreillette gauche, supposant que sans doute, dans ce cas, l'oreillette se contractait par deux fois sur l'ondée sanguine interceptée par l'étroitesse de l'orifice, d'où résultait le troisième bruit, qui devait être nécessairement, et c'est en effet ce qui a lieu le plus ordinairement dans le triple bruit, un souffle assez court. Je n'ai, parmi mes observations, qu'un seul cas de triple bruit suivi d'autopsie. Je l'ai cité plus haut (observ. 21) : nous y avons vu en effet l'étroitesse de l'orifice bicuspide et l'hypertrophie de l'oreillette gauche. J'ai vu de même cette hypertrophie spéciale existant à un haut degré dans le cœur d'un cheval, chez lequel M. le docteur Leblanc avait constaté à plusieurs reprises un triple bruit bien distinct. Voilà donc des faits en faveur de l'explication que je viens de citer. Mais, d'un autre côté, que de fois n'a-t-on pas vu cette hypertrophie de l'oreillette gauche, avec rétrécissement de l'orifice bicuspide, et nos observations elles-mêmes nous en ont fourni plus d'un exemple, sans existence de bruit surnuméraire ! Dira-t-on que la vitesse de la circulation a été la seule cause de cette absence ? Pour ma part, tout en convenant qu'il y a eu des cas où le triple bruit était réellement produit par la cause que nous venons d'indiquer, le quatrième bruit me paraissant avoir été quelquefois aussi le résultat d'un frottement péricardique qui venait s'ajouter au bruit du premier temps, j'aime mieux dire, et M. Bouillaud n'est pas non plus éloigné de cette idée, que ces dérangements dans le rhythme des bruits du cœur sont l'effet d'un dérangement correspondant dans le synchronisme de ses bruits habituels, ou dans leur durée relative, dérangement qui peut tenir à la lésion d'un des orifices quelconques. Supposons en effet qu'au second temps, par exemple, le claquement, normal ou non, des valvules aortiques ou pulmonaires ayant cessé, un petit souffle dure encore, produit par le passage ralenti d'un jet de sang gêné par l'étroitesse d'un orifice, évidemment cet orifice pourra être ou l'orifice bicuspide rétréci, ou l'orifice aortique insuffisant. Supposons maintenant, et j'en ai vu des exemples, quoique plus rarement, que ce soit le dédoublement du premier temps qui soit la cause du triple bruit; évidemment encore cette duplicité du premier bruit pourra résulter, ou de l'insuffisance de l'orifice bicuspide, contre lequel un peu de sang frotte encore quand a déjà cessé, soit le claquement plus ou moins normal de sa valvule, claquement qui n'est pas non plus incompatible avec son insuffisance, soit le claquement tricuspide; plus souvent, il résultera de l'étroitesse de l'orifice aortique, dont il est aisé de comprendre que le souffle soit plus prolongé que le claquement bi ou tricuspide; ou bien enfin de ce que le ventricule gauche se contractant à deux reprises sur la colonne sanguine incomplètement expulsée, la valvule bicuspide claque ainsi deux fois de suite et coup sur coup.

Bien entendu, pour que cette duplicité de l'un des temps soit perceptible à notre oreille, il faut qu'un certain intervalle existe entre ce temps doublé et le retour de l'autre; il ne faut pas que trop de vitesse dans la succession des bruits du cœur ramène le bruit simple avant que le bruit double ait pu être saisi. Cette remarque, suggérée par le raisonnement, est d'ailleurs vérifiée par l'observation.

Il n'est donc pas difficile de se rendre compte de ces bruits multipliés, et de montrer qu'ils n'infirment en rien notre théorie valvulaire. Je dirai plus : en songeant à la duplicité des conditions de bruit possibles, sinon efficientes, qui président normalement à la production de chacun des bruits de cœur, c'est-à-dire, échappement par un orifice et arrivée simultanée du sang par un autre, on s'étonnerait que le triple ou quadruple bruit n'existât pas plus souvent encore, si l'on ne songeait à la condition de silence entre les deux bruits que j'ai signalée tout à l'heure.

Par opposition à ces bruits multiples, M. Bouillaud fait remarquer que souvent il y a, au contraire, unité des bruits du cœur, unité sinon réelle, du moins apparente, ceci tenant à une double circonstance : 1° existence à l'un des temps d'un souffle assez prolongé;

2° brièveté de l'intervalle qui sépare les deux temps. Dans ces cas, le souffle absorbe en quelque façon l'autre bruit; il ne permet pas de le saisir; soit parce qu'il dure encore, soit parce que déjà il se répète, quand cet autre bruit vient à se produire. Nous avons, dans nos observations citées plus haut, signalé plusieurs exemples de ce fait. Nous avons noté que souvent on peut croire ainsi à tort à l'existence d'un double souffle, et qu'une bonne précaution, avant de s'arrêter à cette idée, consiste donc à éloigner toujours son oreille de la région précordiale, pour chercher si un moment n'arrivera pas où le souffle, affaibli par la distance, permettra de distinguer le claquement de l'autre bruit. On peut encore, mais moins promptement, arriver au même résultat en ralentissant les mouvements du cœur, au moyen, par exemple, de la digitale. On allonge de cette façon la durée du silence entre les deux bruits, et on les rend ainsi distincts l'un de l'autre.

Il paraît cependant exister des cas où le second bruit manque réellement, les mouvements du cœur étant d'une extrême faiblesse. Je n'ai pas observé de ces faits. Mais M. Bouillaud les signale, en ajoutant que, bien entendu, l'absence du second bruit ne suppose alors que la faiblesse, et non l'absence complète, du mouvement correspondant du cœur, mouvement sans lequel on ne saurait concevoir la circulation.

5me DIVISION. *Bruits du cœur remplacés.* Dans tous les bruits morbides que nous avons passés en revue jusqu'à présent, il était possible de retrouver et de reconnaître, plus ou moins nettement, le caractère primitif des bruits normaux du cœur, le claquement valvulaire. En un mot, tous ces bruits pouvaient être considérés, avec plus ou moins de raison, comme des claquements altérés. Dans ceux qui font l'objet de la division que nous abordons, il n'y a plus de claquement, ou du moins le claquement, si nous le retrouvons encore, ne sera plus que l'accompagnement, que l'accessoire, souvent dénaturé lui-même, d'un bruit tout autre et d'une tout autre nature, tant sous le rapport de ses qualités sonores que sous celui de sa cause.

Et, en effet, le claquement valvulaire est le résultat, avons-nous dit, du redressement et de la vibration des valvules du cœur : ce bruit nouveau provient le plus souvent de ce que les valvules ne peuvent plus ni se redresser, ni vibrer convenablement. Dans le claquement, il y avait choc du sang contre une valvule : dans le bruit dont nous allons parler, il y a frottement du sang contre cette valvule. Le claquement nous indique qu'un orifice se ferme : ce bruit nous indiquera en général qu'un orifice ne se ferme pas. Le claquement n'a son point de départ qu'à l'orifice que vient de franchir l'ondée sanguine : ce bruit a son point de départ, quelquefois à ce même orifice mal fermé, mais le plus souvent à celui par lequel le sang s'échappe, et qui est mal ouvert. Le siége du premier est donc unique : le siége du second peut être double (je ne parle ici, bien entendu, que de l'une des moitiés du cœur). C'est dire d'avance que les indications du second pourront être moins aisées à recueillir et moins précises de prime abord que les indications séméiotiques du premier. Ce bruit morbide, chacun l'a deviné sans doute, c'est le souffle.

Le souffle, primitivement nommé *bruit de soufflet*, comprend tous les bruits *valvulaires* dont il nous reste maintenant à nous occuper. Véritable protée stéthoscopique, c'est lui que, sous l'influence de telle ou telle modification dans la mobilité d'une valvule, dans l'étroitesse d'un orifice, disons mieux, sous l'inspiration plus ou moins heureuse, plus ou moins poétique, de l'observateur, c'est lui, dis-je, que nous verrons se transformer, ici, en bruit de râpe, là, en bruit de lime ou de scie; tantôt souple et moelleux, tantôt rude et strident; quelquefois piaulant comme un jeune poulet, d'autres fois roucoulant comme la tourterelle, ou jappant comme un petit chien, etc. Et qu'on ne croie pas que toutes ces dénominations ne sont que des jeux d'imagination, ou des métaphores éloignées de la nature : non; elles ne sont, au contraire, que la traduction fidèle d'impressions réellement perçues, que les interprètes véridiques et positifs d'une saine observation.

Faut-il en conclure que toujours le souffle est un signe facile à saisir, qui n'exige qu'une attention peu sérieuse et qui frappe l'oreille la moins exercée? Ce serait à tort : car, plus que tout autre peut-être, ce bruit morbide nous offre des nuances et des degrés, on peut presque dire indéfinis. Or, pour parler d'abord des souffles les mieux caractérisés, de ces bruits de râpement, si l'on veut, ou de ces cris imitant les cris de certains animaux, sans doute ces bruits se présentent, en général, aisément à notre oreille. Mais, qui nous dira s'ils se passent dans le cœur, ou dans son enveloppe, s'ils n'auraient pas leur siége dans la plèvre elle-même, dont les mouvements ne se suspendent pas toujours aussi facilement qu'on pourrait le croire? Qui nous dira même, dans certains cas du moins, auquel des deux temps du cœur correspond le bruit en question? Et, s'il est permis quelquefois d'hésiter ainsi, quand du moins nous sommes assurés de l'existence du bruit morbide, que sera-ce pour ces souffles légers, rapides, fugitifs, qu'il faut saisir au vol, si je puis ainsi dire, et localiser de même; que l'on peut si bien, soit laisser échapper, soit confondre, ici, avec un frôlement péricardique, là, avec un froissement pleural, que sais-je? quelquefois même, dans une exploration trop hâtive, avec l'un des bruits vésiculaires.

Je ne saurais donc trop engager ceux qui veulent faire des maladies du cœur une étude attentive et consciencieuse à bien exercer leur oreille à la sensation du bruit de souffle, et, comme je l'ai dit plus haut, le meilleur préparatif à cet exercice, c'est l'auscultation fréquente du cœur normal. En second lieu, et quand une fois l'oreille sait bien ce qu'est un souffle, et de quelles nuances principales ce bruit morbide est susceptible, il faut savoir reconnaître à quel temps spécial il correspond; s'il est simple ou s'il est double; si sa duplicité est réelle ou seulement apparente; s'il est, ou non, mêlé de claquement valvulaire, ou de frottement péricardique, ou pleural, etc. Troisièmement enfin, et ceci n'est pas toujours le plus facile à distinguer, il faut se demander à quel point de la région précordiale on peut rapporter le maximum de ce souffle : s'entend-il mieux en dehors ou en dedans du sein ? Est-ce vers la pointe de l'organe ou vers sa base, est-ce encore vers le bord gauche et dans le creux inférieur du sternum ? Enfin, se propage-t-il ou non dans l'aorte ascendante et dans les carotides ? Nous allons voir que chacune de ces indications a sa valeur propre et sa portée diagnostique : ou plutôt ne l'avons-nous pas vu, mainte et mainte fois, dans nos analyses cliniques ? C'est ici surtout, en effet, que j'aurais lieu de craindre de bien fréquentes redites, si je ne m'imposais des limites resserrées, et si je ne me rappelais que je dois plutôt résumer maintenant que développer les considérations pratiques qui se rattachent à notre sujet. Étudions donc le souffle succinctement, soit à l'un ou à l'autre des deux temps du cœur isolément, soit aux deux temps.

§ 1er. *Souffle au premier temps.* Ce souffle est souvent, on doit l'avouer, un des signes les plus insuffisants par lui-même que nous ayons encore rencontrés. En effet, il peut exister sans lésions organiques du cœur et avec ces lésions. Dans le premier cas, il peut se faire que sa cause réside simplement dans l'exagération de vitesse de la colonne sanguine: j'ai parlé de ce fait, en commençant ce mémoire, avec assez de détails pour ne pas y revenir ici. Mais, le plus souvent, ce qui l'occasione, c'est une altération spéciale du sang, la chlorose ou la chloro-anémie.

A quels caractères reconnaît-on le souffle chlorotique? Aux caractères suivants: comme celui produit par la vitesse, ce souffle n'existe jamais qu'au premier temps: il est généralement très léger, très court; il *accompagne* le claquement du premier temps plutôt qu'il ne le masque; il s'entend spécialement dans la région de l'orifice aortique et très souvent exclusivement dans ce point; quelquefois, à la vérité, il se propage le long de l'aorte ascendante, et parfois même jusque dans les carotides, mais, dans ces cas, il est ordinairement plus fort et moins bref que je ne le supposais tout à l'heure: et, en effet (je ne parle plus que de celui de la chlorose proprement dite), il peut être assez prolongé, assez intense, assez rude même, pour simuler un souffle d'origine organique: enfin, il est très souvent inconstant et variable, sous le rapport, et de son intensité, et même de son existence; tel souffle était des plus distincts tout à l'heure, qui maintenant est devenu entièrement inappréciable.

Quelle est la cause déterminante de ce souffle? Cherchons si, dans les caractères eux-mêmes que nous venons de lui assigner, nous ne pourrions pas rencontrer quelques-uns des éléments de ce problème. Ce souffle s'entend, à son maximum, avons-nous dit, dans la région de l'orifice aortique: voilà déjà son siége anatomique précisé. Il existe au premier temps : donc, c'est au moment où la colonne sanguine franchit cet orifice qu'il se produit. Or, comme nous l'avons vu, toute espèce de bruit de souffle suppose un excès de frottement : à quoi donc peut tenir ce frottement exagéré? Évidemment, nous ne pouvons en chercher la raison que dans un état anormal, ou de la colonne sanguine, ou de l'orifice de l'aorte. L'état du sang doit tout d'abord appeler notre attention ; car chacun sait que c'est précisément la modification grave que ce liquide a subie dans sa composition qui constitue l'élément le plus essentiel de la chlorose ; aussi, certains observateurs se sont-ils arrêtés à ce point et ils ont dit: La physique nous enseigne que le frottement d'un liquide est en raison inverse de sa densité; donc un sang devenu moins dense, tel que le sang chlorotique, doit frotter davantage : mais ils n'ont pas prévu cette objection, que, s'il en était ainsi, le frottement, et par conséquent, le souffle, ne devraient cesser que quand le sang aurait repris sa densité normale, et que ce liquide ne varie pas de composition d'un instant à l'autre, tandis que, pourtant, le souffle en question est d'une inconstance, d'une variabilité peu compatibles avec cette fixité de constitution chimique. Reste donc l'orifice de l'aorte. Trouverons-nous ici des conditions possibles d'étroitesse, de resserrement, passagères, variables, intermittentes ? Oui ; si nous considérons, d'une part, qu'en vertu sans doute de ce vieil adage : *Sanguis frenat nervos*, la chlorose est une maladie remarquable par une infinité de troubles ou de désordres essentiellement nerveux ; et, d'autre part, qu'au moyen des ramifications du grand sympathique, qui se distribuent dans leurs parois, il existe entre les artères et le système nerveux une connexion des plus intimes, cause très fréquente de désordres artériels essentiellement locaux. De là, ces bouffées de chaleur au visage, ces rougeurs localisées, ces battements circonscrits, tantôt de la carotide, tantôt du tronc cœliaque, etc. De là, ces contractions artérielles anomales, ces coarctations spasmodiques, ces rétrécissements comme demi-convulsifs, variables, bien entendu, comme les phénomènes apparents et externes que je citais tout à l'heure, et comme tout ce qui tient d'ailleurs à une ataxie nerveuse, et qui produiront, ici, le bruit de diable et ses nombreuses variétés, là, un simple souffle, phénomènes acoustiques si évidemment en rapport avec le calibre des vaisseaux qui en sont le siége, et dont les nuances elles-mêmes sont si bien dépendantes aussi du plus ou moins de retrait que peuvent subir les tuniques de ces vaisseaux.

Pour nous donc, le souffle chlorotique n'est autre chose que le résultat d'un spasme nerveux de l'aorte. C'est le bruit de diable de ce gros vaisseau; bruit de diable qui, généralement, ne va pas au delà d'un bruit de souffle, mais qui pourtant quelquefois, dans des cas de chlorose au plus haut degré, j'en ai vu moi-même un exemple, peut être porté jusqu'au sifflement musical; ce souffle d'ailleurs tendant généralement à être sibilant, quand il y a coexistence de chlorose et d'une lésion organique, cause elle-même d'une étroitesse permanente de l'orifice aortique.

Si je viens d'insister avec quelques détails sur ce souffle chlorotique, c'est que les observations que nous avons rapportées, essentiellement consacrées à l'étude symptômatologique des affections organiques du cœur, ne nous avaient offert aucune occasion de le signaler, et que pourtant nous ne pouvions passer sous silence un signe qui touche de si près à l'étude à laquelle nous nous livrons, un signe qui souvent peut présenter un si haut intérêt, sous le point de vue du diagnostic différentiel. On ne saurait croire, en effet, de combien d'erreurs de diagnostic ce souffle est la cause journalière, combien il y a de femmes anémiées, ou de jeunes filles chlorotiques, chez lesquelles, tous les jours encore, on voit combattre, par des émissions sanguines réitérées, une affection du cœur imaginaire, diagnostiquée principalement d'après ce fatal bruit de souffle dont le traitement lui-même devient alors, en quelque sorte, le meilleur aliment.

On conçoit cette erreur quand on l'a vue souvent renouvelée, et quand on sait le peu d'habitude de l'auscultation que tant de praticiens apportent à l'exercice de la médecine. Mais, ce que l'on ne peut comprendre, et ce qui, je l'avoue, est bien fait pour révolter le simple bon sens, c'est qu'il y ait eu de jeunes écrivains assez mal inspirés pour accuser de pareille bévue, qui? M. Bouillaud lui-même ; M. Bouillaud qui, tant de fois, signala hautement cette cause d'erreur : ces messieurs venant nous dire sérieusement que les prétendues lésions du cœur qui, suivant ce professeur, coïncident avec le rhumatisme, ne sont que de simples cas d'anémie, et que le souffle qui les fait diagnostiquer n'est qu'un souffle hydrémique, résultat de la médication à laquelle le malade vient d'être soumis!

Mais ne nous arrêtons pas davantage devant une accusation dont toute la honte ne peut retomber que sur ceux qui l'ont soulevée, et passons maintenant au souffle du premier temps avec lésion organique.

Contrairement à celui dont nous venons de parler, le souffle organique, localisé au premier temps, est généralement plus ou moins rude, plus ou moins prolongé; il peut remplacer entièrement le claquement valvulaire, soit que celui-ci n'existe réellement pas, soit qu'il ne puisse être distingué du souffle qui le masque: comme le précédent, il peut exister, à son maximum, dans la région aortique; mais, contrairement à lui, il peut aussi répondre plus spécialement à l'orifice bicuspide: comme le précédent, il peut se prolonger dans l'aorte ascendante, et le long des carotides; contrairement à lui, il ne varie pas d'un instant à l'autre, et surtout ne cesse pas entièrement d'exister, quand il a été une fois constaté.

Ce souffle, séparé de celui de l'autre temps, existe-t-il souvent? Non : dans toutes nos observations, je ne vois guère que la troisième et la septième qui nous l'aient offert ainsi isolé. Avec quelles lésions surtout coexiste-t-il? Dans les deux cas que je viens de rappeler, c'était avec des lésions aortiques; épaississement valvulaire dans le premier cas, état crétacé de l'aorte dans le second. Cette dernière lésion néanmoins est plus souvent exprimée elle-même par un souffle du second temps, ou mieux par un souffle double. Quant à l'orifice bicuspide, on conçoit que, bien rarement, le souffle exclusif du premier temps réponde à son altération. Car que serait alors cette lésion? une insuffisance; lésion peu compatible avec le libre jeu de cette même valvule, à l'autre temps, sauf toutefois la circonstance exceptionnelle d'une insuffisance due au défaut de proportion entre des valvules restées normales et un orifice agrandi.

Comme on le voit donc, et j'ai déjà plus d'une fois signalé cette remarque, le temps auquel répond un souffle n'indique nullement l'orifice malade. Ici cependant nous pouvons dire, empiriquement, que ce sera le plus ordinairement l'orifice aortique. Au reste, nous en serons assurés, et par le siége du maximum du souffle, et par sa propagation dans les carotides; l'absence de cette propagation et la différence de siége nous indiquant une lésion de l'orifice bicuspide. Quant au genre de cette lésion aortique, il est facile de comprendre que ce sera toujours un rétrécissement, soit absolu, soit relatif. Ce dernier coïncidera, par exemple, avec l'hypertrophie générale ou avec la dilatation du ventricule gauche : le premier sera occasioné, soit par un épaississement des valvules, soit par le dépôt de matière crétacée à leur surface, soit par la présence de végétations à leur bord libre, ou de concrétions entre leurs lames. Il est quelquefois possible, dans le diagnostic, de préciser, plus ou moins exactement, l'une des lésions organiques que nous venons d'indiquer. Quelquefois, par exemple, l'étroitesse, l'acuité du souffle, nous donne, en quelque sorte, la mesure du rétrécissement. C'est alors, suivant l'expression de M. Bouillaud, un souffle *filé*. Nous avons vu que, lorsqu'il y a coïncidence de chlorose, le souffle peut être sibilant. Dans tous ces cas d'étroitesse extrême, le pouls d'ailleurs nous vient encore en aide par sa minceur et sa gracilité. S'il existe des végétations, et surtout de la matière crétacée sur les valvules, le souffle sera moins pur dans son timbre, plus rude, plus raboteux, accompagné souvent d'un frémissement vibratoire, qu'en effet nous avons vu plus d'une fois, dans nos observations, motiver des diagnostics de ce genre confirmés par l'autopsie. Si ce sont des caillots seulement (il est rare que ces caillots soient ainsi localisés à l'orifice aortique exclusivement), la soudaineté du souffle, ses variations quelquefois, l'état de palpitations et de dyspnée du malade, les caractères du pouls, le refroidissement des extrémités, etc., pourront nous mettre sur la voie de cette particularité morbide.

J'ai dit plus haut que le souffle, borné au premier temps, est assez rare. Cette remarque, incontestable à mon avis, dans les cas de lésions organiques un peu anciennes, le serait moins si on l'appliquait aux lésions naissantes, à celles, par exemple, qui commencent sous nos yeux, pendant la durée d'une maladie aiguë quelconque, d'un rhumatisme le plus fréquemment. Souvent, en effet, notre oreille est avertie de l'imminence du péril par un souffle encore léger et que, pour ma part, j'ai vu plus d'une fois n'exister alors qu'au premier temps. Comment distinguerons-nous ce souffle inflammatoire, ce véritable signe d'endocardite, d'un souffle chlorotique ? Pour une oreille exercée, ce souffle a d'abord bien souvent un timbre spécial, un cachet particulier, qui ne permet guère de le méconnaître. Ensuite, irons-nous croire à la chlorose ou à l'anémie, si le malade n'a pas encore été saigné, ou à peine; si le sang que nous avons tiré de la veine est un sang riche, franchement inflammatoire; s'il marque plus de 5° à l'aréomètre de Baumé, limite au-dessus de laquelle le souffle anémique ne se produit pas, d'après des expériences faites dans les salles de M. Bouillaud; si ce souffle diminue et s'affaiblit, au lieu de s'accroître, sous l'influence des émissions sanguines que nous pratiquons; si enfin le visage de notre malade est fortement et généralement coloré, son pouls vigoureux et développé, l'impulsion de son cœur énergique, toutes circonstances peu compatibles avec un état de chloro-anémie, et surtout avec la production d'un souffle hydrémique; si surtout nous trouvons la matité précordiale agrandie, la pointe du cœur déplacée, etc.? Voilà pourtant les cas dans lesquels on a osé prétendre que M. Bouillaud prenait une anémie pour une endocardite!

Est-ce à dire néanmoins que la distinction dont je parle, entre nos deux souffles du premier temps, soit toujours aussi tranchée? Non, sans doute, je l'avoue hautement; il y a des cas difficiles: mais quels sont ces cas ? Ce sont ceux où un individu, copieusement saigné avant notre examen, ou déjà débilité par la lenteur d'une longue maladie, s'offre à nous, présentant tout à la fois, et la pâleur de l'anémie, et l'acuité d'une récidive de rhumatisme, de fluxion de poitrine, etc. Ce sera celui d'une jeune chlorotique, chez laquelle se déclarera, sous forme aiguë, l'une des maladies que je viens de citer. Alors, en effet, mais seulement alors, il sera permis d'hésiter, du moins de prime abord, sur la nature du souffle que je suppose. Alors, ce ne sera pas trop d'une longue pratique, et d'une expérience clinique consommée, pour trancher cette difficulté de diagnostic. Alors encore, l'observateur attentif et impartial, qui aura longtemps suivi, au lit du malade, M. le professeur Bouillaud, pourra admirer tout ce que ce praticien habile possède de tact exquis et de finesse dans son diagnostic, tout ce qu'il y a de sûr et de pénétant dans son coup d'œil.

Encore une dernière considération avant de finir ce long paragraphe. Tel souffle peut être simple en réalité, c'est-à-dire, ne se produire effectivement qu'à l'un des temps du cœur, et, par exemple, au premier temps, et cependant nous sembler double, si, d'une part, il est assez bruyant pour masquer le claquement qui lui est isochrone, si, d'autre part, il se répète assez vite pour ne pas permettre à l'oreille de saisir le temps qui lui succède. Nous avons vu que le moyen de discerner cette duplicité apparente d'une duplicité réelle est tout simplement d'ausculter en dehors de la région précordiale. Un souffle se propageant moins loin qu'un claquement valvulaire, nous ne tardons pas, quand le souffle est unique, à l'affaiblir assez par la distance pour voir se dégager le claquement valvulaire.

Abordons maintenant le souffle du second temps.

§ 2. *Souffle du second temps.* S'il est permis d'hésiter avant de croire à l'existence d'une affection organique du cœur par cela seul qu'on perçoit un souffle au premier temps, la même incertitude n'est jamais possible à l'occasion de celui du second temps. Toujours alors il y a lésion valvulaire, obstacle au libre jeu des valvules. Cette première considération simplifie déjà notablement l'histoire de ce bruit morbide, qui d'ailleurs se trouve comme esquissée d'avance par celle du souffle précédent. Qui ne voit en effet que, de même que pour celui-ci, la cause du second souffle peut résider, ou dans l'étroitesse d'un orifice mal ouvert, ou dans l'insuffisance d'une valvule mal fermée ? Il est donc encore vrai de dire ici, que le temps auquel répond le souffle n'indique pas non plus l'orifice lésé ; tout en ajoutant cependant cette remarque, que l'autre souffle nous a lui-même suggérée, que l'insuffisance d'une valvule étant peu compatible, sauf les cas que j'ai signalés, d'une disproportion entre les valvules et l'orifice dilaté, avec cette intégrité de l'autre temps que suppose l'unité du souffle; nous serons donc généralement portés à induire, d'un souffle au second temps, plutôt l'étroitesse de l'orifice bicuspide que l'insuffisance des valvules aortiques ; contrôlant toujours pourtant cette induction première par l'appréciation du siége anatomique de notre souffle et par son absence de propagation dans les carotides. Quant au genre particulier des lésions valvulaires que suppose ce souffle, qu'est-il besoin de les indiquer ici? Et que pourrait être cette énumération, sinon une redite de la partie correspondante de notre paragraphe précédent, n'offrant d'autre différence que la transposition des deux orifices ?

Du reste, tel que nous l'étudions en ce moment, c'est-à-dire isolé, le souffle du second temps est peut-être plus rare encore que celui du premier. Je ne le trouve même, pur ainsi de tout mélange, dans aucune de nos observations. J'indiquerai cependant comme exemples de ce souffle, sinon unique relativement aux deux temps, du moins unique relativement au jeu de la même valvule, notre observation 6, où ce souffle paraît avoir été produit par l'état crétacé de l'aorte ; et notre observation 17, où ce souffle, unique dans la région de l'orifice bicuspide, y correspond évidemment à l'étroitesse de cet orifice,sans mélange d'insuffisance. Nous retrouvons même bien indiqué, dans ce dernier cas, ce caractère d'un souffle *filé*, que nous avons dit être un indice presque sûr du degré de rétrécissement de l'orifice altéré.

A part le souffle sibilant de la chlorose, toutes les autres nuances du premier souffle peuvent être reproduites par celui-ci et diagnostiquées de la même manière. Je ne m'arrêterai donc pas sur ce point : moins encore insisterai-je de nouveau sur l'apparente duplicité que ce souffle peut aussi nous offrir. Tout ce que j'ai dit à ce sujet, du souffle précédent, est exactement applicable à celui-ci.

§ 3. *Souffle aux deux temps.* Après avoir étudié successivement le souffle du premier et le souffle du second temps, nous sommes bien à même assurément de comprendre les cas où un double souffle ne résulte que de la succession de ces deux souffles, chacun d'eux coïncidant, par hypothèse, avec le claquement correspondant, qui n'en est que masqué plus ou moins complètement. Évidemment, en effet, pour l'histoire de ce fait, nous ne pouvons que renvoyer à chacune des deux histoires précédentes. Mais, si ce cas est possible ; s'il se peut, par exemple, que nous ayons étroitesse simultanée des deux orifices, sans insuffisance de l'un ou de l'autre ; ou, réciproquement, insuffisance double, sans étroitesse ; on peut dire que ce fait n'est pas ordinaire. J'en appelle, à cet égard, à nos vingt et une observations. Parmi elles, à peine une seule, la 10me, pourra-t-elle nous donner une idée de cette sorte d'anomalie pathologique. Bien plus souvent, les deux souffles ont leur cause, ou dans la double lésion de l'un seulement des orifices, ou des deux, ou dans la double lésion de l'un des deux, accompagnée de la lésion simple de l'autre. Je m'explique par quelques exemples ; le double souffle étant très ordinaire dans les affections organiques du cœur, nos observations nous en fourniront abondamment.

1° Qu'une seule valvule soit, tout à la fois, assez épaissie pour qu'il en résulte un certain rétrécissement de l'orifice correspondant, et assez déformée pour ne se redresser qu'imparfaitement ; n'aurons-nous pas là successivement, et le souffle de l'étroitesse, et celui de l'insuffisance? C'est ce que nous prouve notre observation 2. On conçoit qu'il en sera de même si les valvules adhérentes, soit entre elles (observations 13 et 17), soit même partiellement à la paroi voisine du cœur (observations 13 et 15), offrent de la sorte, et un étroit passage défavorable à l'arrivée du sang, et un pertuis toujours ouvert trop favorable pour son reflux.

2° Que l'une des deux valvules nous présentant cette double condition de souffle, l'autre aussi soit elle-même altérée, mais de manière seulement à n'offrir que l'une des deux conditions morbides dont nous parlions tout à l'heure; nous aurons encore alors un double souffle, d'autant plus marqué, bien entendu, que nous nous approcherons davantage de l'orifice principalement affecté (voyez notre observation 14).

3° Enfin, à plus forte raison, entendrons-nous un double souffle, si nous avons une double lésion à chaque orifice. Notre observation 16 nous en fournit un bel exemple.

Rappellerai-je que les caillots dans le cœur peuvent encore puissamment concourir à la production d'un double souffle, soit en combinant leur influence avec celle de valvules déjà lésées, soit en constituant eux-mêmes la principale cause de gêne pour le jeu valvulaire?

Dirai-je enfin que, bien souvent, c'est en dehors du cœur, c'est dans l'aorte elle-même, dans l'état crétacé de sa membrane interne, qu'il faut chercher la cause du souffle double qui nous occupe? Nous avons assez de fois insisté, en présence de nos faits, sur cette circonstance pathologique et sur les moyens de la diagnostiquer, pour que je puisse me contenter de la signaler ici (voyez entre autres l'observation 8).

Terminons par une dernière lésion morbide, cause possible, mais exceptionnelle, d'un souffle double, je veux dire une communication anormale entre les cavités du cœur droites et gauches. Au reste, ce cas est tellement rare que je ne l'indique ici que pour mémoire.

Telles sont, si je ne m'abuse, les principales circonstances, soit anatomiques, soit séméiologiques, qui se rattachent à l'histoire du bruit de souffle. Un dernier trait cependant manque peut-être encore à ce tableau. Nous avons vu, en commençant, qu'il y avait des souffles possibles sans lésion organique : disons maintenant qu'on a vu des lésions organiques, et de celles-là même que nous venons d'énumérer, qui avaient existé sans souffle. Comment concilier ce fait avec tous ceux qui précèdent, et ne suffirait-il pas pour mettre en question la validité de nos théories? Non, sans doute, et cette difficulté est plus spécieuse que réelle. Quelle est la condition physique, matérielle, de toute espèce de souffle? Un excès de frottement, avons-nous dit. Or, pour que ce résultat se produise, qui ne voit manifestement qu'il faut, tout à la fois, et un certain obstacle au passage du sang, et une certaine vitesse dans le cours de ce liquide? Nous étonnerons-nous, par conséquent, que, si quelquefois l'excès de vitesse peut produire un souffle, en l'absence de lésions organiques; dans d'autres cas aussi, l'insuffisance de cette même vitesse ait eu pour résultat l'absence de souffle, malgré l'existence de ces lésions? Cette réciproque est, pour le moins, aussi fréquente et tout aussi simple à concevoir que la remarque opposée; et, pour ma part, j'ai eu de fréquentes occasions d'en constater l'exactitude au lit du malade. Je me rappelle, en particulier, l'un de ceux chez lesquels le pouls se ralentit le plus notablement sous l'influence de la digitale; nous pûmes voir chez lui, à plusieurs reprises, la disparition et le retour d'un souffle au second temps coïncider avec l'administration et la suppression de cette substance médicamenteuse.

Que dirons-nous encore maintenant et qu'est-il besoin en effet de parler à part des bruits de râpe, de lime, de scie, de piaulement, etc., que nous avons signalés plus haut? Ne sait-on pas que tous ces bruits, et tous ceux analogues qui pourront être introduits encore dans notre vocabulaire, ne seront jamais que des nuances du bruit de souffle, en rapport avec tel ou tel degré d'induration valvulaire ou d'étroitesse des orifices? C'est là, sans contredit, le seul trait spécial dans leur histoire, qui ne saurait être, par conséquent, qu'une répétition inutile de celle du souffle proprement dit.

Et maintenant que nous venons de parcourir les détails de ce vaste ensemble, pourrions-nous méconnaître toute la valeur de ce bruit morbide, toute la prédominance de ce symptôme? Pourrions-nous ne pas comprendre que, si d'autres signes peuvent nous révéler, comme celui-ci, l'existence d'une maladie organique du cœur, celui-ci seul peut nous en faire pénétrer les replis, nous indiquer l'orifice malade, nous en montrer la lésion ; qu'à lui, sans aucun doute, revient la plus large part dans nos succès de diagnostic? Et comment concevoir qu'il existe pourtant des praticiens assez retardataires pour traiter de chimères et de fables les légitimes prétentions de notre art en cette matière, et pour vouloir obstinément que tout soit encore à faire dans la détermination du siége spécial des maladies du cœur? Comment ne pas voir qu'un scepticisme aussi aveugle constitue réellement une sorte de délit d'ingratitude pour les bienfaits de notre époque? Quant à nous, plus justes envers elle, sachons-lui gré de nous avoir fourni ainsi un moyen d'exploration auquel les méthodes les plus précises de la chirurgie elle-même doivent peut-être porter envie. Bénissons ceux de nos devanciers, je pourrais dire de nos contemporains, qui dotèrent la science d'un aussi bel héritage, et tâchons d'honorer leur mémoire, non-seulement en payant à leurs noms un tribut mérité de reconnaissance, mais surtout en faisant chaque jour de nouveaux efforts pour féconder et développer entre nos mains le trésor qu'ils nous ont légué.

Ceci m'amène à confesser avec franchise que, néanmoins, dans ces recherches cliniques, il existe encore un vide bien réel, une lacune d'autant plus regrettable qu'il est difficile de croire qu'on parvienne jamais à la combler dignement. Je veux parler de ce qui concerne le diagnostic précis et local des affections du cœur droit. Je sais bien qu'on a dit que, ces maladies étant infiniment plus rares que celles du cœur gauche, on pouvait généralement, et sans grand risque d'erreur, en négliger le diagnostic, comme de lésions en quelque sorte exceptionnelles. Mais, indépendamment de ce qu'il peut y avoir d'inconvenance scientifique dans cette omission réfléchie et empiriquement calculée, je ferai remarquer, d'après le témoignage de nos faits eux-mêmes, que, pour être rares, il est vrai, en tant que lésions primitives et capitales, ces lésions n'en sont pas moins assez communes en tant que secondaires; et que, dédaigner leur détermination, c'est laisser de côté, sciemment, un élément de ce problème diagnostique, souvent bien digne lui-même de fixer l'attention de l'observateur.

À quoi donc peut tenir cette infériorité de l'histoire séméiotique du cœur droit, relativement à celle du cœur gauche? A plusieurs raisons sans doute. Ainsi, d'abord, à la moindre fréquence des lésions droites, qui, par cela même, doivent être moins connues; ensuite, à ce que le cœur droit étant plus central, en quelque façon, sous le point de vue de sa destination, et à la fois moins robuste dans ses contractions que le cœur gauche, ses bruits valvulaires doivent être, et plus lointains peut-être, et moins bien frappés; enfin, à ce que, ses désordres coïncidant toujours avec des désordres plus graves dans le cœur gauche, les résultats morbides de ceux-ci doivent aisément masquer, pour notre oreille, les résultats morbides de ceux-là.

Toutes ces difficultés pratiques sont graves assurément : mais sont-elles insurmontables? Je ne le pense pas. On a même pu voir, dans l'analyse de nos faits cliniques, que nos essais de diagnostic, dans ce sens-là, n'ont pas été tous infructueux. Résumons-les donc en peu de mots, et voyons quel est l'état actuel de la science à cet égard.

Certains praticiens ont dit : Partagez la région précordiale par une verticale fictive ; les bruits morbides qui prédomineront à la droite de cette ligne, entre elle et le sternum, appartiendront au cœur droit, ceux qui prédomineront de l'autre côté appartiendront au cœur gauche. Ce mode exploratoire est loin d'être infaillible. Que la distinction sur laquelle il repose soit vraie pour les bruits normaux, ou quand les bruits du cœur droit sont seuls modifiés ou remplacés, je n'oserais ni l'affirmer, ni le nier. Mais, ce que je puis dire, avec une assurance appuyée sur de nombreuses observations, c'est que, quand les bruits valvulaires gauches sont gravement altérés, ils accaparent en quelque sorte notre oreille, et absorbent tout aussi exclusivement notre attention, soit de l'un, soit de l'autre côté de la ligne indiquée. Je rappellerai cependant, à ce propos, nos observations 13 et 14, dans lesquelles, en effet, un bruit de souffle, vers le creux inférieur du sternum, fut noté pendant la vie, et une lésion de l'orifice tricuspide constatée après la mort. Mais aussi, et par opposition à ces deux cas, je rappellerai l'observation 15, dans laquelle une lésion entièrement analogue coïncide avec l'absence complète de ce souffle spécial.

Le peu de sûreté de ce signe était donc une raison de chercher dans quelques autres des indications plus constantes et moins infidèles. Ces autres signes sont tous des résultats, plus ou moins immédiats, de troubles fonctionnels déterminés par les altérations valvulaires du cœur droit. Ces troubles affectent donc principalement deux grandes fonctions, la respiration et la circulation veineuse.

S'il nous était donné d'assister au début, et de suivre toutes les phases symptomatiques d'une affection organique du cœur droit, je ne doute pas que les premiers désordres ne nous fussent fournis par l'appareil respiratoire, et ceux d'ensuite par les conséquences plus ou moins généralisées de la stase du sang veineux.

Mais les choses ne se passent pas ainsi le plus communément : et comme les lésions dont nous parlons sont consécutives, terminales quelquefois, de même aussi les symptômes qu'elles occasionent ne se montrent qu'à une époque plus ou moins avancée de la maladie, et quelquefois même dans les derniers jours du malade.

Au reste, ce que je dis là du cœur droit ne doit pas nous faire perdre de vue la relation, encore plus intime peut-être, qui existe aussi entre le poumon et le cœur gauche. Celui-ci, recevant directement le sang que le poumon lui envoie, ne peut être obstrué le moins du monde, sans qu'immédiatement cette stase artérielle se communique, de proche en proche, jusque dans le parenchyme pulmonaire. Le cœur droit, au contraire, envoyant le sang au poumon, si cet envoi se trouve tant soit peu suspendu, la stase veineuse n'arrivera jusqu'au parenchyme pulmonaire que par l'entremise de la veine cave supérieure dans laquelle se vident les veines qui ont nourri le poumon lui-même, et peut-être encore, il est vrai, par suite de cette suspension de la force *à tergo* que, sous l'influence du ventricule droit, la colonne veineuse exerce sur la marche du sang précédemment arrivé dans l'épaisseur du tissu pulmonaire.

En somme donc, nous n'avons, du côté des fonctions respiratoires, de désordres directs, si je puis ainsi dire, que dans le cas d'une hypertrophie ventriculaire assez considérable, et dont certaines conditions valvulaires ne viennent pas à neutraliser l'influence, soit en brisant l'ondée sanguine (étroitesse de l'orifice pulmonaire), soit en la déviant de son cours (insuffisance tricuspide). Ces désordres sont, dans le poumon, des épanchements sanguins plus ou moins étendus, l'hémoptysie seulement, ou même l'apoplexie. D'autres fois, au contraire, et cette circonstance est plus commune, il y a, comme dans le cas précédent, de la toux, de la dyspnée au moindre exercice, mais le poumon n'est plus infiltré d'un sang qui s'y épanche, il est engoué de cette sorte de pluie séreuse qui ne tarde pas à s'accumuler partout où le sang veineux cesse d'avoir un libre cours, il s'œdématie. Alors, aussi, ne tardent pas à survenir bien d'autres résultats analogues, produits par cette même cause; ainsi la teinte violacée des lèvres, la bouffissure du visage, l'infiltration des extrémités, qui souvent ouvre la scène, envahissant peu à peu, de bas en haut, les membres inférieurs, puis les parois de l'abdomen, et se compliquant de l'ascite elle-même. Alors aussi se distendent les jugulaires, et on peut noter le pouls veineux, cet indice presque infaillible du mouvement rétrograde de l'ondée sanguine à travers l'orifice tricuspide incomplètement fermé. Je le répète, pour quiconque a pu suivre le développement de ces différents symptômes, ajoutés à quelques-uns de ceux qui nous indiquent que le cœur est organiquement affecté, ainsi voussure, déplacement de la pointe de l'organe, étendue de la matité, etc., le diagnostic d'une lésion du cœur *droit* ne saurait être douteux et je rappellerai que, dans un bon nombre de nos observations, ce sont ces signes qui nous ont fait admettre, de ce côté, des désordres démontrés en effet par l'autopsie.

Remarquons cependant que tous ces signes ne sont que des résultats de troubles fonctionnels, effets plus ou moins éloignés du siége anatomique de la cause pathologique. Pourrions-nous comparer, sous ce rapport, ces signes toujours indirects, aux signes immédiatement produits par cette lésion elle-même, qui ont le même siége anatomique, si je puis ainsi dire, que cette lésion, aux bruits morbides, en un mot, inhérents au jeu plus ou moins dérangé de la valvule malade ? Et pourtant c'étaient là, notons-le en passant, les signes par excellence avant la découverte de l'auscultation. C'étaient là les symptômes caractéristiques, pathognomoniques, des maladies du cœur en général, dans l'école de Corvisart, et plusieurs d'entre eux constituaient ce que cet illustre observateur nommait le *facies propria* de la maladie, ajoutant que ce *facies* était le guide le plus sûr du praticien : signes bien peu fidèles néanmoins, si nous les considérons dans cette acception étendue, puisqu'ils sont, sinon exclusivement, du moins principalement, affectés aux maladies du cœur droit, maladies en général secondaires, et que, dans ces maladies elles-mêmes, ils n'apparaissent qu'à une époque plus ou moins éloignée du début ; disons même qu'ils peuvent manquer quelquefois, témoin notre dix-septième malade, chez qui la dilatation notable de l'orifice tricuspide et de l'oreillette correspondante ne fut accusée par aucun de ces signes.

Cette digression, un peu longue peut-être, mais qui devait trouver sa place dans une étude symptomatologique des lésions du cœur, nous a fait perdre de vue quelques instants l'ordre catégorique que nous suivions. Revenons-y donc maintenant et abordons notre dernière division des bruits du cœur.

6me DIVISION. *Bruits du cœur accompagnés.* Quel que puisse être le timbre des bruits du cœur, quelles que soient les modifications qu'ils nous présentent, de quelque façon même qu'ils se trouvent remplacés, il peut se faire qu'en même temps s'offrent à nous certains autres bruits appartenant, soit au cœur lui-même, soit à son enveloppe séreuse. Ces bruits accessoires, nous allons maintenant les considérer à part, tout en reconnaissant bien que, le plus souvent, ils coexistent avec un ou plusieurs des bruits morbides que nous venons de passer en revue. Une autre remarque leur est commune, c'est que tous peuvent être envisagés comme se réduisant, en dernière analyse, à l'exagération de phénomènes normaux.

Ainsi, pour parler d'abord du cœur lui-même; normalement, la pointe de cet organe frappe, en se redressant, la paroi pectorale, et cette percussion, suivant nous du moins, ne produit aucun bruit perceptible, ou que nous puissions distinguer du claquement valvulaire qui lui est isochrone; mais, admettons que cette percussion s'exagère, soit sous le rapport de sa vitesse, soit sous celui de la masse de l'organe, alors deux bruits particuliers pourront frapper notre oreille. Tantôt ce sera un tintement assez clair, comme argentin ou métallique, nommé *auriculo-métallique*, non pour indiquer, comme j'ai vu le supposer quelquefois, que l'oreillette contribue à sa production, mais pour le distinguer du tintement métallique qui a sa cause dans une lésion de l'appareil respiratoire, ou parce qu'il exige presque indispensablement, pour être perçu, l'application immédiate de notre oreille. On sait que ce bruit est très facile à simuler en percutant légèrement le dos d'une main dont la paume embrasse une des oreilles de l'expérimentateur. Cette expérience, en nous expliquant la production de ce bruit, nous démontre en même temps son peu de valeur symptomatique. Qu'indique-t-il, en effet, si ce n'est que la pointe du cœur frappe à coups assez pressés, ou assez nettement détachés, une paroi précordiale assez amincie, dont l'épaisseur n'est pas de nature à en éteindre la vibration? C'est dire, et l'expérience le prouve, que si ce phénomène peut avoir lieu dans l'hypertrophie du cœur, il est également possible en l'absence de cette hypertrophie et de toute lésion morbide. C'est donc là un accompagnement peu digne d'intérêt, au point de vue pratique. Ajoutons, pour compléter son histoire, que généralement il ne s'entend que dans la systole. Quelquefois cependant, mais par une très rare exception, il est double : il faut admettre alors que la base du cœur est animée d'un mouvement de bascule presque égal à celui de la pointe.

Si le tintement auriculo-métallique est compatible avec l'état normal, il n'en est pas de même d'un autre bruit dont je vais maintenant parler, et qui est, on peut le dire, caractéristique de l'hypertrophie, dont souvent même il nous exprime, non-seulement l'existence, mais jusqu'à un certain point le degré. Ce bruit est un bruit de choc sourd, mat, et dont l'impression, accompagnée souvent d'une impulsion anormale, sensible à la vue, annonce par son timbre et ses caractères particuliers la masse hypertrophique de la pointe mousse et arrondie de l'organe. Il y a, je le répète, quelque chose de pathognomonique dans la sensation de ce bruit, qui fait que souvent on le démêle très aisément des bruits de souffle les plus bruyants qui peuvent s'y trouver associés, bien que parfois il soit lui-même assez prononcé pour le masquer en partie.

Le péricarde est normalement le siége d'une exsudation séreuse qui, lubréfiant la face interne de ses feuillets opposés, en adoucit et en facilite le glissement, au point que notre oreille ne peut avoir aucune conscience de ce frottement. Mais que cette vapeur séreuse se supprime ou se condense, que les faces glutineuses de l'enveloppe péricardique ne cèdent plus qu'avec peine aux mouvements alternatifs qui les opposent l'une à l'autre, qu'elles soient devenues rugueuses, inégales, chagrinées, qu'elles soient enrayées par des adhérences, bridées par des fausses membranes; il en résultera nécessairement des bruits nouveaux, en rapport, pour leur timbre, avec la nature et les qualités de leur cause anatomique : ici, ce sera un simple frôlement, ou un froissement léger, analogue à celui d'un tissu de soie; là, un bruit de râpement ou de râclement, plus ou moins rude sous l'oreille; là encore, un bruit de cuir neuf, rappelant la variété analogue du frottement pleural. Évidemment d'ailleurs, tous ces bruits ne seront autre chose que des variétés du bruit de frottement; ils constituent le dernier accompagnement morbide que nous ayons à signaler, accompagnement qu'il n'est pas toujours facile de discerner de prime abord. Arrêtons nous-y donc quelques instants.

Les bruits péricardiques, quels qu'ils soient, s'entendent en général pendant les deux temps, mais surtout pendant le premier; ils sont plus superficiels, plus voisins de l'oreille que ceux du cœur proprement dit; ils sont quelquefois accompagnés de certains phénomènes généraux ou locaux, propres à la péricardite. Je rappellerai, parmi les premiers, l'état fébrile, l'anxiété, l'agitation du malade, etc., et, parmi les seconds, les palpitations, les irrégularités du cœur, et, sous la main, une certaine sensation, ou de frottement, ou de gêne aux mouvements de l'organe, que nous avons signalée dans quelques-unes de nos observations (voy. OBS. 13, 14 et 18). Quelquefois très bruyants, ils peuvent masquer les bruits valvulaires, soit normaux, soit même si anormaux qu'ils puissent être. D'autres fois, ainsi quand ils se réduisent à un simple frôlement, ils peuvent, au contraire, se dérober à l'oreille la plus attentive, ou embarrasser l'observateur le plus exercé, en simulant le bruit de souffle à s'y méprendre. Je sais que, dans ce dernier cas, on a dit que le souffle tenait à une endocardite concomitante; mais j'ai quelques faits, par devers moi, qui me portent à croire que, abstraction faite de cette complication, une fausse membrane toute seule peut donner lieu à un bruit bien analogue, sinon identique, à celui d'un souffle, plus superficiel sans doute, mieux circonscrit, et se propageant, si je ne me trompe, à une moindre distance; mais, en bonne conscience, ne pouvant être exactement diagnostiqué qu'à la condition d'une habitude toute spéciale.

Les bruits morbides dont nous venons d'exposer l'histoire, derniers signes qui relèvent du domaine de l'auscultation, terminent aussi la liste des divers moyens d'exploration applicables au diagnostic des maladies du cœur. Comme on vient de le voir, ces moyens sont assez nombreux. Les plus importants parmi eux étant, sans contredit, ceux fournis par l'auscultation, je les ai autrefois resserrés, pour en faciliter l'étude et le souvenir, dans les limites d'un tableau portatif, programme habituel de cette partie de mon cours de diagnostic (1). J'y renvoie donc le lecteur, comme à un résumé succinct des considérations un peu développées auxquelles nous venons de nous arrêter.

Si maintenant nous jetons un coup d'œil sur les données si variées que peuvent nous fournir et les signes stéthoscopiques et tous les autres, ne conviendrons-nous pas que, de nos principaux organes, tant internes qu'externes, il n'en est pas un seul dont les

(1) Tableau synoptique des bruits du cœur. A Paris, chez Germer-Baillière.

maladies se révèlent à nous, et dans leur ensemble et dans leurs détails, par des signes, non-seulement aussi multipliés, mais encore aussi précis; que le cœur est donc aujourd'hui l'un des organes dont le diagnostic est le plus positif et le plus avancé? Conclusion qui semblerait sans doute bien téméraire et bien prétentieuse, de prime abord, à certains praticiens, et que je me serais donné de garde de formuler aussi explicitement au début de ce mémoire, mais que maintenant j'énonce avec une heureuse assurance, persuadé qu'aucun de mes lecteurs ne sera tenté de me démentir.

Passons à la troisième et dernière partie de ce mémoire.

TROISIÈME PARTIE.

Applications pratiques du diagnostic des maladies du cœur à leur traitement.

Si le résultat diagnostique de nos recherches cliniques est bien fait pour satisfaire un observateur ami de son art, une objection n'en subsiste pas moins contre la valeur pratique de ces recherches, objection douloureuse pour un ami de l'humanité, et que, pour ma part, j'ai entendu répéter tant de fois que je ne serais pas étonné qu'elle fût présente, en ce moment même, à l'esprit de mon lecteur. Cette objection est celle-ci : Les affections organiques du cœur sont et seront toujours au-dessus des ressources de la médecine. A quoi donc bon ce luxe de précision et d'analyse pour des maladies incurables ? A quoi bon diagnostiquer si bien ce que toujours vous guérirez si mal ? Qu'importe à votre thérapeutique palliative et le siége anatomique, et même l'espèce ou le degré de la lésion ?

Si toutes les maladies du cœur s'offraient à nous avec ces graves déformations des valvules, ou des orifices, que nous avons vues caractérisées par le double souffle, le frémissement vibratoire, l'anasarque, etc., je ne chercherais pas à décliner toute la portée de l'objection. Oui, sans doute, devant des cas de cette nature, peu importe un diagnostic local, quand, d'une part, le diagnostic général, si je puis ainsi le nommer, est aussi facile ; quand, d'autre part, la guérison est aussi évidemment impossible. Mais, combien s'en faut-il que tous les cas de maladies du cœur soient identiques, sous ce double rapport ! N'avons-nous pas vu tout à l'heure, à propos de la péricardite, de combien de difficultés son diagnostic était quelquefois susceptible ? Or, dira-t-on de la péricardite que c'est une de ces affections pour lesquelles le médecin peut abriter son défaut de diagnostic derrière une raison d'incurabilité? Mais, pour ne parler que du cœur proprement dit, quoique la péricardite se rattache sans doute bien intimement à son histoire, ne fût-ce que sous le point de vue différentiel, croit-on donc qu'à toutes les lésions de cet organe s'applique également et sans appel ce terrible arrêt de Corvisart : *Hœret lateri lethalis arundo?* A-t-on oublié les concrétions sanguines dont il a été question dans nos dernières observations? Il est vrai que, dans presque tous ces cas, nous les avons vues suivies de la terminaison fatale. Mais croit-on qu'il doive constamment en être ainsi? Pense-t-on que jamais une médication convenable ne puisse triompher de ces sortes de corps étrangers? Ce serait une grave erreur contre laquelle je pourrais même rappeler notre observation 20. Au reste, ce fait pratique est assez important pour que je n'hésite pas à l'étayer ici de deux observations qui me paraissent péremptoires, et qui compléteront pour nous l'histoire clinique de ce produit morbide.

Obs. 22. — *Caillots temporaires chez un malade atteint d'affection organique du cœur et d'emphysème.* —Un vieillard âgé de soixante et onze ans, d'une constitution assez forte, mais détériorée par l'âge, fut apporté à l'hôpital, sur un brancard, le 17 mai 1840, et couché au n° 8 bis de la salle Saint-Jean-de-Dieu. En proie depuis quelques jours, et dans ce moment surtout, à une dyspnée prononcée, ce malade ne répond à mes questions que difficilement et d'une voix entrecoupée. Il dit avoir toujours été d'une bonne santé. Il accuse seulement un peu d'affaiblissement des jambes depuis un an, et quelques étourdissements depuis six mois. Il éprouvait aussi un peu d'oppression en montant et des palpitations. Depuis trois ou quatre jours, ces étouffements ont augmenté de manière à le décider aujourd'hui à venir à l'hôpital.

État actuel. Le visage est un peu pâle ; les lèvres violacées, ainsi que les mains qui sont froides : les jugulaires sont dilatées, surtout pendant l'expiration : il n'y a pas d'œdème des membres inférieurs.

Les inspirations rapides, peu profondes, dyspnéiques, sont au nombre de 36 à 40 par minute. La résonnance est assez bonne dans toute la poitrine : mais, des deux côtés de la colonne vertébrale, on remarque un peu de voussure, et la respiration est accompagnée en avant, et surtout en arrière, d'un mélange de râle sibilant et même de râle bullaire disséminé.

Le pouls est à 84, irrégulier, intermittent, tantôt

petit, tantôt assez développé. Pas de voussure précordiale. La matité est de 11 centimètres dans les deux sens. La pointe du cœur se fait sentir dans le cinquième espace intercostal, mais assez obscurément. L'impulsion du cœur est de force moyenne. Les bruits, de temps en temps assez profonds, assez sourds, intermittents, sont néanmoins accompagnés, presque continûment, d'un double souffle bien distinct dans toute la région précordiale, se propageant même bien au delà, effaçant les deux claquements dans la région de l'orifice bicuspide et de l'orifice aortique, se continuant dans la région de l'aorte jusqu'à la partie supérieure du sternum, mais, dans ce point, permettant de distinguer le second claquement qui est sec et un peu parcheminé. Dans les carotides, le souffle du premier temps se fait à peine entendre.

Rien de bien notable du côté des autres appareils.

Je prescris de suite une saignée de quatre palettes et des applications chaudes sur les membres inférieurs.

Le lendemain matin, l'état du malade est à peu près le même. Les bruits du cœur comme la veille ; la dyspnée toujours considérable ; la parole entrecoupée ; le malade ne respire qu'à demi assis dans son lit.

M. Bouillaud ordonne deux vésicatoires en arrière de la poitrine.

Les jours suivants, l'oppression diminue : le pouls se régularise ; il devient plus large et offre à peine quelques intermittences très éloignées ; il tombe à 68-72, et la respiration à 20 par minute, sans râles bien notables. Le souffle ne couvre plus que le premier bruit ; il a beaucoup perdu de son intensité. Enfin, le malade dit se trouver bien, et, le 1er juin, il demande son exéat.

Il est inutile, je pense, que je m'arrête bien longuement à commenter cette observation. Qui ne voit que, chez ce malade, nous avions tous les signes d'une hypertrophie moyenne du cœur, avec lésion des valvules gauches, et spécialement de la valvule bicuspide? Au reste, il n'est plus de notre objet d'insister sur ce point du diagnostic ; mais, ce que je prétends, c'est qu'indépendamment de ces lésions fixes, permanentes, nous avons eu ici des caillots momentanément arrêtés dans les cavités du cœur ; et c'est par eux que j'explique cette dyspnée extrême, cette anxiété, ce refroidissement des extrémités, cette dilatation des jugulaires, cette intermittence et cette irrégularité des contractions du cœur, ce pouls tantôt petit, et tantôt plus développé : que sais-je ? peut-être même ces râles bronchiques, à propos desquels, il est vrai, nous avons bien aussi quelques raisons de croire à l'existence d'un emphysème.

Tel fut mon diagnostic : tel fut-il surtout quand l'amélioration dans les symptômes se fut franchement dessinée ; quand je comparai le souffle noté pendant les derniers jours à celui que j'avais constaté à l'entrée ; cette différence m'ayant paru beaucoup trop prononcée pour n'avoir d'autre cause que la différence, si faible comparativement, entre les 84 pulsations du jour de l'entrée et les 72 du jour de l'exéat.

Au reste, si ce fait peut, à la rigueur, laisser encore quelques doutes, il n'en sera pas de même du fait suivant, qui me paraît à l'abri de toute objection , sous le point de vue qui nous occupe.

OBS. 23. — *Hypertrophie générale du cœur, avec épaississement des valvules. Triple bruit. Caillots dans le cœur. Œdème pulmonaire.*

Antoine Cambronne, dix-neuf ans, ébéniste, fut reçu dans notre service, le 13 janvier 1841 (salle Saint-Jean-de-Dieu, n° 12). Ce malade, d'une constitution délicate et d'un tempérament lymphatique, se disait atteint, depuis deux ans, de palpitations avec dyspnée en montant, phénomènes précédés, et, suivant toute apparence, déterminés, au dire du malade lui-même, par un rhumatisme articulaire aigu généralisé, qui avait duré deux mois.

Voici les principaux symptômes que je notai à l'entrée :

Pas de bouffissure du visage, ni d'infiltration des membres. Le pouls est à 80, médiocrement developpé, avec quelques inégalités, ou intermittences, assez rares. Voussure précordiale de 2 ou 3 degrés au cyrtomètre. La pointe du cœur soulève le sixième espace intercostal, et ce soulèvement se propage jusqu'à l'échancrure inférieure du sternum, où le doigt perçoit encore des battements assez forts. La matité précordiale est de 8 centimètres environ carrément. L'impulsion est forte et assez étendue. Pas de frémissement vibratoire. En auscultant la région précordiale, on est frappé tout d'abord de la dureté des deux bruits qui sont secs, parcheminés, bien détachés, sans bruit morbide bien prononcé. Cependant le premier bruit est, en outre, accompagné d'une sorte de rudesse ou de frottement râpeux qui rappelle assez bien le souffle, surtout en se rapprochant de la partie inférieure du sternum. Pas de souffle dans les carotides. Toux assez rare. Deux crachats séro-muqueux. La résonnance est assez bonne partout. Il en est de même de la respiration qui est cependant accompagnée, partiellement à gauche, et presque dans toute la hauteur en arrière à droite, d'un râle humide, à bulles fines, ne s'entendant qu'à la fin de l'inspiration, et rappelant assez bien le râle crépitant.

Le lendemain, M. Bouillaud constate, à son tour, les phénomènes suivants :

Le pouls est à 64, assez développé, vibrant, régulier, non redoublé. Les bruits valvulaires sont un peu mats en même temps que très forts, sans souffle distinct ; mais ils se décomposent clairement en trois par le dédoublement du second bruit. Ce triple bruit, bien marqué dans toute la région précordiale et les environs, offre son maximum de netteté dans la région sus-mammaire. Même crépitation un peu humide. La poitrine est, généralement, un peu saillante en arrière, et bien sonore. Quelques crachats glaireux demi-transparents, sans teinte de sang.

Jusqu'à présent, rien de plus clair pour nous que le diagnostic de cette maladie. Nous avons ici, sans aucun doute, une hypertrophie générale et assez considérable. Nous avons de plus un épaississement fibro-cartilagineux des valvules, sans rétrécissement notable des orifices, et, du côté de la poitrine, peut-être une bronchite avec tendance à l'emphysème.

Tel fut du moins le diagnostic porté par M. Bouillaud, qui prescrivit, en conséquence, une saignée de deux palettes et demie, des ventouses en arrière, des deux côtés, à la même dose, des tisanes béchiques et une potion avec teinture de digitale.

Remarquons, à propos de ce diagnostic, que M. Bouillaud, contre son habitude, ne signale pas les valvules gauches comme exclusivement affectées. Serait-ce parce que la rudesse du premier bruit, notée vers la partie inférieure du sternum, le portait à supposer que le cœur droit pouvait bien participer à la maladie? Je ne sais; mais j'en serais d'autant moins surpris, qu'un peu plus tard nous le verrons diagnostiquer des caillots dans les cavités droites spécialement. Quant à moi, j'avoue que la lésion des valvules droites me paraît être ici une coïncidence très vraisemblable, et je serais même assez tenté de supposer que cette lésion n'est pas indifférente à la production des râles bronchiques qui, dans cette hypothèse, seraient plutôt un signe d'œdème, résultat d'un peu de gêne à la circulation cardio-pulmonaire, qu'un symptôme de cette bronchite, avec emphysème, admise par M. Bouillaud.

Quant à la nature de la lésion valvulaire, le timbre des bruits et l'absence de souffle ne permettaient pas de méconnaître un épaississement considérable des lames valvulaires, sans déformation, végétations, etc., et, comme le dit M. Bouillaud, sans rétrécissement notable des orifices. Je ferai observer, à ce sujet, qu'ici nous avons un triple bruit, qu'ainsi donc ce triple bruit peut exister sans ce rétrécissement bicuspide que j'ai indiqué plus haut. J'ajouterai enfin cette dernière remarque, qui vient à l'appui de celles que nous avons déjà faites, savoir, que le triple bruit n'est perceptible qu'à la condition d'un certain ralentissement du pouls: nul, à l'entrée du malade, avec 80 pulsations, tandis qu'alors existait, surtout du côté des cavités droites, une sorte de frottement râpeux au premier temps, ce triple bruit se prononce le lendemain matin, le pouls étant tombé à 64, et le bruit rude de la veille n'existe plus.

Les phénomènes notés les jours suivants viennent à l'appui de cette remarque, du moins en ce qui concerne le bruit de râpement. Ainsi, le lendemain 15, le pouls est à 72, le triple bruit persiste, mais *avec timbre dur et comme raboteux*; ce sont les expressions de M. Bouillaud : les jours d'ensuite, le pouls tombe à 56, et il n'est plus question de cette particularité, le triple bruit étant noté, au contraire, comme parfaitement distinct. Du reste, sous l'influence des ventouses et d'un vésicatoire en arrière de la poitrine, la crépitation disparaît complètement ; et, le 20 janvier, le malade se sent assez bien pour rester levé, sans notre autorisation, pendant plus de trois heures de l'après-midi.

Ici commence la partie de cette observation qui nous intéresse spécialement. Et, en effet, par suite de cette imprudence, le malade, qui avait eu les pieds refroidis, est pris d'une dyspnée considérable, et, quand j'arrive pour la visite du soir, je le trouve étouffant, la respiration anxiée, à 36 par minute, le visage et le tronc inondés de sueur, le pouls à 128, vibrant, les bruits du cœur fortement frappés, avec souffle rude au premier temps : la résonnance est bonne dans toute la poitrine, mais j'entends, des deux côtés, même en avant, une crépitation humide et assez nombreuse, avec mélange de râle sibilant, en arrière à gauche, sans point de côté ; l'expectoration purement muqueuse. Je prescris de suite une saignée de trois palettes et des sinapismes aux pieds.

Le lendemain 21, à la visite du matin, M. Bouillaud note ce qui suit :

Le soulagement produit par la saignée n'a été que momentané. L'oppression et l'anxiété sont très grandes ce matin. Insomnie. Sueurs abondantes pendant la nuit. Pâleur du visage. Le pouls à 120, régulier, assez vibrant, contraste, par son peu de développement, avec la force des battements du cœur. Les bruits de cet organe sont sensiblement plus obscurs, plus voilés à droite qu'à gauche. Le premier est un peu rude, mais sans souffle bien distinct, en ce moment. Le triple bruit n'existe plus. La respiration est à 40. Crépitation dans toute la poitrine, avec tendance au souffle en arrière, ce qui tient à la fréquence et à la force du mouvement respiratoire. La résonnance est passable partout. Les crachats sont glaireux. Le caillot de la veille est ferme et glutineux, sans couenne : La sérosité est légèrement trouble.

Saignée de deux palettes.

Ventouses sur la poitrine, deux palettes et demie.

Le 22, le malade est mieux. La dyspnée et l'anxiété ont disparu ; le pouls est à 84, assez développé ; les bruits du cœur moins fortement frappés, moins rudes:

le triple bruit n'a pas encore distinctement reparu ; la crépitation moins abondante en arrière, nulle en avant : la résonnance assez bonne. Le caillot ferme, glutineux, est couvert d'une couenne mince. Les rondelles des ventouses sont, elles-mêmes, réunies en un caillot de médiocre résistance.

Le 23, le mieux continue. Le pouls est à 76-80. Retour du triple bruit, mais moins marqué que précédemment. Encore un peu de crépitation en arrière.

Le 24, le malade va bien. Le triple bruit est revenu. Le pouls est à 68.

Le 29, chargé de la visite du matin, je trouve notre malade dans un état de dyspnée pire que celui que nous venions d'observer. A demi assis dans son lit, il s'agite, il pousse des gémissements et même des cris. Son visage est décoloré, couvert de sueur, ainsi que le tronc. Les lèvres sont violettes, les yeux à demi fermés, les ailes du nez dilatées. La respiration est à 48. La crépitation a reparu dans toute la poitrine. Le pouls est petit, serré, à 128-132. Les bruits du cœur sont rudement frappés, sans souffle notable, ce qui tient peut-être à la difficulté de leur analyse, résultat de leur excès de vitesse. Le triple bruit a disparu.

On nous rapporte que cette crise a débuté dans la

soirée d'hier, le malade ayant mangé avec excès des aliments venus du dehors.

Je prescris une saignée de deux palettes et des vésicatoires à la face interne des cuisses.

Le 30, persistance de l'état de la veille, qui a continué, sans interruption, pendant toute la journée d'hier. Le pouls, presque insensible, est à 108-112. Les battements du cœur frappent la main avec force. Rien de nouveau pour les bruits, si ce n'est qu'ils sont notablement voilés. La respiration est toujours accélérée, très haute. En avant, comme en arrière de la poitrine, on entend partout la crépitation fine et humide déjà signalée. Les extrémités sont froides. Le malade s'agite; il dit qu'il va étouffer. Persuadé, pour ma part, qu'il est voué, cette fois, à une mort inévitable, je déplore la lenteur de cette asphyxie; et, n'osant pas revenir aux émissions sanguines, j'ordonne deux vésicatoires à la partie postérieure du thorax, des sinapismes aux pieds, une infusion de tilleul et une potion éthérée.

Le 31, les accidents sont dissipés. Le malade est étendu dans son lit. Le pouls est développé, large, régulier, à 68-72. Les bruits du cœur sont parfaitement frappés; ils ne sont plus voilés, et, sous ce rapport, ils diffèrent singulièrement de ceux de la veille.

M. Bouillaud fait ajouter alors à son premier diagnostic :

Plus tard, phénomènes de bronchite capillaire gauche et de pneumonie disséminée. Probablement concrétions dans le cœur, et surtout dans les cavités droites.

Disons tout de suite, pour terminer cette histoire un peu longue peut-être, mais dont l'intérêt me fera pardonner sans doute le développement, que les crises de dyspnée ne se renouvelèrent plus, mais que d'abord un érysipèle du bras droit, puis un gonflement rhumatismal du genou gauche et du poignet droit, retinrent le malade dans nos salles jusqu'au 2 mai suivant. Pendant ce séjour, je vois encore, à plusieurs reprises, le triple bruit signalé ; et je trouve, en outre, le 24 février, un souffle au premier temps, dans l'échancrure inférieure du sternum, cessant de se faire entendre dès qu'on s'éloigne de ce point. Le 2 avril, ce souffle sternal est même accompagné d'un piaulement bien distinct. Enfin, le 2 mai, jour de sa sortie, on note encore un souffle au premier temps, dans la région des cavités droites, et des bruits toujours très secs et parcheminés, dans la région des cavités gauches.

Qu'est-il besoin maintenant de paraphraser cette observation? et ne peut-on pas dire qu'elle nous présente l'histoire toute faite des concrétions dans le cœur? Au reste, et ce n'est pas là assurément son plus minime intérêt, qui ne voit, d'après ce fait, que, si des caillots peuvent se déposer dans le cœur avant la mort, il n'est pas moins vrai que, sous l'influence d'un traitement convenable, ces caillots peuvent être entraînés ou résorbés, et souvent même assez promptement? De quelle importance n'est donc pas, pour le praticien, ce point de diagnostic! Remarquons aussi que, sous le point de vue de l'étude symptomatologique des lésions du cœur droit, ce fait est à ajouter à ceux que nous avons signalés plus haut, dans lesquels le bruit morbide se faisait entendre spécialement vers le creux inférieur du sternum. Notons aussi la gradation présentée, chez notre malade, sous le rapport et de la constance et du timbre, par ce bruit morbide si bien localisé, et répondant peut-être, suivant moi, à l'orifice de l'artère pulmonaire, gradation croissante, chez lui, et à laquelle les concrétions sanguines pourraient bien ne pas avoir été étrangères.

Je terminerai enfin par une dernière remarque. C'est qu'il m'est difficile, je l'avoue, d'interpréter, avec M. Bouillaud, la crépitation humide, généralisée, si prompte à reparaître avec chacune des crises, si prompte aussi à se dissiper avec elles, par une pneumonie disséminée, et même par une bronchite capillaire générale, affection toujours si tenace et si rebelle souvent aux médications les plus énergiques. Les caractères de l'expectoration, l'absence de matité et quelques observations antérieures analogues et éclairées par l'autopsie, me porteraient à voir plutôt ici un exemple d'œdème pulmonaire aigu; maladie mieux connue, en général, et plus observée, sous forme lente et chronique, mais non moins réelle, à mon avis; très rapide d'ailleurs dans sa marche, pouvant compromettre, en quelques instants, l'existence du malade, mais aussi offrant cet avantage, que, liée quelquefois, comme dans le fait actuel, à un arrêt plus ou moins brusque et momentané de la circulation veineuse, elle peut disparaître très promptement, si l'obstacle vient à disparaître lui-même.

Cette observation et la précédente démontrent donc l'importance toute pratique de savoir diagnostiquer, pour savoir, au besoin, les combattre à part, ces caillots sanguins, épiphénomène grave et, on peut le dire, assez fréquent, des affections organiques du cœur.

Mais, combien cette importance ne devient-elle pas plus sensible, quand on songe que ces produits morbides ne sont pas moins possibles dans un bon nombre d'autres affections, telles que les pneumonies, les pleurésies, les rhumatismes, etc., maladies dans lesquelles un examen journalier du cœur peut seul, bien souvent, nous donner la clé de certains états fébriles qui semblent survivre à leur cause première, et pour lesquels on a vu tant de fois un observateur étonné, recourir, faute d'un diagnostic plus précis, à l'idée souvent chimérique d'une diathèse !

Combien encore cette nécessité d'une appréciation exacte de ce qui se passe dans le cœur ne nous sera-t-elle pas mieux demontrée, si j'ajoute que, dans toutes ces maladies, fréquemment, au lieu des concrétions sanguines, c'est-à-dire de désordres à signes physiques fortement prononcés, nous rencontrons, comme complication, l'endocardite naissante, origine première de tant de lésions incurables, et qui, alors, ne se révèle à nous que par des signes qu'une oreille exercée peut seule saisir, cette affection étant, on peut le dire, aussi difficile à diagnostiquer à son début qu'importante à combattre à cette époque de son développement ? J'ai sous la main de bien nombreuses observations à l'appui de cette coïncidence entre une affection du cœur et une phlegmasie. J'ai même, entre autres faits, présent non-seulement à mon souvenir, mais sous mes yeux en ce moment, le cas unique, il est vrai, d'une fièvre typhoïde, dans le cours de laquelle un souffle organique vint nous annoncer, du côté du cœur, une complication bien imprévue assurément. Je ne puis pas reproduire tous ces cas, et je dois me contenter de les rappeler ici. Il en est un, cependant, que je prendrai comme exemple, parce qu'il nous offrira cette curieuse particularité, que nous y verrons, à n'en pas douter, une maladie du cœur débuter sous nos yeux, et bientôt, grâce au traitement actif suggéré par son diagnostic, s'éteindre, en quelque sorte, sans laisser de traces de son existence.

Obs. 24. — *Rhumatisme articulaire aigu. Souffle râpeux, à l'orifice bicuspide, peu après l'entrée du malade. Souffle chlorotique à sa sortie.*

Édouard Poplu, âgé de vingt-trois ans, coiffeur, fut reçu dans notre service, le 25 mai 1841, et couché au nº 8 bis d'abord, puis 22, de la salle Saint-Jean-de-Dieu. Ce jeune homme, d'une constitution moyenne, d'un tempérament lymphatico-sanguin, fut atteint, il y a un an, d'un rhumatisme articulaire, généralisé et fébrile, qui le priva de tout mouvement pendant les sept ou huit premiers jours, et dura six semaines. Traité à la Pitié par une saignée, des cataplasmes laudanisés et des pilules d'opium, il sortit soulagé, mais conservant quelques douleurs dans les doigts et les orteils. Il resta d'ailleurs sujet, depuis lors, à ressentir quelques douleurs vagues, lors des changements de temps, et à éprouver des palpitations.

Il y a six jours, sans cause connue, il fut pris de douleurs, dans les deux poignets, qui se localisèrent assez promptement dans le poignet droit, accompagnées d'un peu de frisson et de chaleur fébrile. Il s'offre donc à nous dans l'état suivant.

Le poignet droit, ainsi que la main, est d'un rouge diffus, d'une température manifestement plus élevée que celle du côté opposé. Il présente une tuméfaction évidente, exprimée, comparativement au poignet gauche, par une différence d'un demi-centimètre. Les veines sous-cutanées du côté malade sont plus saillantes que celles du côté sain. La douleur est presque continue, assez vive, et elle s'exagère au moindre mouvement. Le visage est généralement assez pâle, amaigri, ainsi que toute l'habitude extérieure. Rien de notable pour les voies digestives ou respiratoires.

La chaleur du tronc est assez modérée, un peu moite. Le pouls est à 96-100, plein et vibrant, surtout dans la radiale droite, où il est sensiblement plus développé que dans la gauche. Pas de voussure précordiale. Pas de déplacement de la pointe du cœur. Pas de matité anormale. L'impulsion est bien distincte, mais médiocrement étendue, sans frémissement vibratoire. Enfin les bruits du cœur sont réguliers, bien frappés, assez nettement détachés, *sans souffle*. Pas de bruit de diable dans les carotides.

Je prescris une saignée de trois palettes.

Le lendemain, 26, le malade se trouve soulagé : il a mieux dormi. La main et le poignet sont moins rouges et un peu moins tuméfiés. On remarque une petite plaque de roséole, vers le milieu de la face postérieure de l'articulation radio-carpienne. Les veines sont toujours développées. Le pouls est à 84, tendu, plein, résistant et, comme la veille, évidemment plus gros à droite qu'à gauche. La matité précordiale est sensiblement normale : mais, dans la région des cavités gauches, on entend, ce matin, au premier temps, un souffle bien distinct, couvrant presque entièrement le claquement valvulaire, un peu rude, un peu filé, parfaitement dessiné vers l'orifice auriculo-ventriculaire gauche, puis diminuant d'intensité, à mesure qu'on se rapproche du sternum, et disparaissant même, à peu près complètement, vers le sommet de la poitrine, pour y être remplacé par un bruit de claquement bien distinct. Le claquement du second temps est, au contraire, sans souffle et bien frappé. Nulle trace de souffle continu dans les carotides ou sous-clavières, dans lesquelles on entend, par propagation, un double claquement, dont le premier sans souffle notable. Pas de douleur précordiale.

Le caillot de la veille ne présente qu'une couenne assez mince : la sérosité est un peu louche.

Arrêtons-nous ici quelques instants. Les résultats de ce second examen étaient, relativement à l'état du cœur, tellement différents de ceux de mon examen de la veille, que M. Bouillaud voulut bien, avant de dicter ce qui précède, me faire ausculter à mon tour ; et, à peine eus-je appliqué l'oreille, que j'entendis et annonçai, en effet, un souffle au premier temps tel qu'il vient d'être décrit. Je fus même tellement frappé de sa rudesse, que, ne pouvant croire qu'il ne datait que de la nuit précédente, je l'attribuai tout de suite à l'attaque de rhumatisme survenue un an auparavant, et depuis laquelle le malade avait conservé des palpitations, présumant que ce souffle m'avait apparemment échappé la veille au soir. Je fis même l'aveu de cette supposition à M. Bouillaud qui voulut bien la répéter, à sa leçon publique, en des termes trop bienveillants pour que je puisse les reproduire ici. Et pourtant, cette supposition, je ne m'y arrêtais qu'avec répugnance, quand je songeais au soin minutieux que j'avais apporté à mon exploration de la veille, ne m'étant alors décidé qu'après des recherches prolongées, et après m'être bien convaincu de son absence, à nier un souffle dont tant de raisons m'avaient porté d'avance à admettre et à annoncer l'existence d'une manière presque assurée. Au reste, voyons maintenant ce qui devait advenir de ce souffle.

M. Bouillaud, voulant combattre convenablement, et la manifestation locale actuelle du rhumatisme, et l'état phlegmasique interne exprimé par la plénitude et la vibrance du pouls, et l'état du cœur lui-même, récent peut-être et traduit par le souffle, prescrivit une saignée de trois palettes et une application de ventouses sur le poignet et la main, de deux à trois palettes.

Le 27, le malade se trouve mieux : il remue beaucoup plus aisément la main, dont le gonflement et la rougeur ont encore diminué. Il a cependant éprouvé quelques douleurs nouvelles vers les épaules, dans le bras droit et dans les doigts de la main gauche. Du reste, la chaleur de la peau est très modérée ; le pouls moins tendu, moins gros que la veille, est tombé à 72-76. L'auscultation, pratiquée à plusieurs reprises, fait à peine distinguer, à la fin du premier temps, quelques vestiges du souffle râpeux qui, hier, couvrait entièrement le claquement. On entend, au contraire, le premier bruit bien frappé, et *la différence avec la veille est on ne peut plus sensible* (expressions textuelles dictées par M. Bouillaud). Pas de souffle continu dans les carotides, ou sous-clavières.

Le caillot est assez fortement rétracté, avec couenne un peu retroussée, d'épaisseur médiocre. Les rondelles sont réunies en une masse passablement glutineuse, et la sérosité n'est pas rougie.

Pouvait-on douter encore que le souffle de la veille ne fût réellement un souffle de nouvelle formation, et l'indice positif, soit d'une endocardite naissante, ayant déjà épaissi la valvule bicuspide de manière à gêner son redressement, soit de quelques concrétions fibrineuses déposées sur ses lames et produisant le même résultat? Non, sans doute. Nous ne pouvions, en effet, voir disparaître en si peu de temps qu'un bruit morbide d'une date bien récente; mais aussi ce succès était un puissant motif pour poursuivre et compléter la cure, fût-ce même au risque d'appauvrir momentanément la masse du sang. M. Bouillaud n'hésita donc pas à ordonner une nouvelle saignée, de trois palettes, motivée d'ailleurs, en outre de l'indication importante que je viens de signaler, par ces douleurs nouvelles, vagues encore, mais qui pouvaient bien annoncer que le feu rhumatismal n'était pas entièrement éteint.

Et, en effet, ce qui nous prouve que cette seconde indication était bien aussi réelle que la première, c'est que, le 28, les douleurs de l'épaule gauche sont plus vives que la veille : il est survenu, de plus, un peu de mal de gorge, avec léger gonflement de l'amygdale droite et rougeur de la muqueuse pharyngienne. Le caillot est fortement rétracté, avec couenne épaisse et retroussée. Cependant, la main et le poignet malades sont revenus à l'état normal, le pouls est à 68–72, et le premier bruit du cœur est encore plus dégagé.

Cette fois, le danger d'une récidive de rhumatisme existait seul, mais c'était une raison d'agir suffisante,

M. Bouillaud ordonne donc une dernière saignée de 3 palettes.

Le 29, le malade va bien : il n'existe plus d'autre douleur qu'un très léger mal de gorge. Le pouls est à 68 ; le premier bruit est aussi bien frappé que le second, sans mélange d'aucun souffle distinct.

M. Bouillaud accorde un bouillon.

Le 30, le mieux se soutient : le pouls est à 60. Rien de nouveau pour le cœur.

Le 31, le pouls est à 60. On constate un très léger souffle, moelleux, chlorotique, terminant le premier bruit dont le claquement est bien distinct. Ce souffle, qui se propage dans l'aorte sous-sternale, coïncide avec un bruit de diable bien marqué dans la carotide gauche. Le malade va d'ailleurs très bien.

Le 15 juin, il demande son exéat, bien guéri. On entend encore un bruit de diable bien prononcé à gauche, dans la position assise seulement, et un léger souffle bien distinct, mais chlorotique, au premier temps du cœur, vers l'orifice aortique, d'où il se propage dans l'aorte sous-sternale. Il n'existe aucun signe de lésion organique du cœur.

Est-il possible, je le demande, de rencontrer un fait plus remarquable, à tous égards ? et chaque particularité n'y est-elle pas digne d'intérêt, jusqu'à ce souffle chlorotique, survenu vers la fin du traitement, comme pour déposer lui-même en faveur de la nature organique du souffle râpeux qui l'avait précédé, et pour confondre une fois de plus ces accusateurs, dont j'ai parlé plus haut, qui prétendent que M. Bouillaud pourrait bien, dans ses observations, ne pas savoir discerner ces deux souffles l'un de l'autre?

Au reste, ce que je veux surtout faire bien observer dans ce fait, c'est que, pour avoir su porter un diagnostic précis, M. Bouillaud a su guérir une maladie organique du cœur commençante : qu'il est donc des cas, parmi ces graves lésions, où notre thérapeutique n'est pas purement palliative. Or, sans vouloir nous arrêter ici à des recherches étiologiques qui nous entraîneraient trop loin de notre sujet, interrogeons nos vingt-trois précédentes observations de maladies du cœur, sous le point de vue de la cause probable : que trouvons-nous? Sept fois cette cause fut inconnue; deux fois ce fut une cause traumatique; cinq fois une fluxion de poitrine ou une bronchite aiguë, et neuf fois un rhumatisme. Voilà donc seize cas, sur vingt-trois, où tout porte à croire qu'une endocardite, qui passa sans doute inaperçue, fut le point de départ de ces funestes désordres devenus plus tard le désespoir de notre art, et qui, rudimentaires encore, eussent été dissipés peut-être, si l'on eût su les diagnostiquer alors et les combattre.

Ces considérations pratiques répondent victorieusement à l'objection que nous réfutons, et sont bien faites pour sanctionner tout ce que nos études diagnostiques peuvent sembler offrir de luxe scientifique, et je dirais presque de prétentions exagérées. Qui ne conçoit, en effet, de quel secours, et je devrais plutôt dire de quelle nécessité, doit être, dans un cas du genre de celui que je viens d'analyser, l'habitude de ces explorations spéciales, de ces analyses minutieuses des cas les plus complexes, dont nous avons exposé les moyens et les résultats?

Mais je dis plus maintenant: en nous exerçant de la sorte au diagnostic des maladies du cœur, quelle que soit souvent l'obscurité symptomatologique dont elles s'enveloppent, en nous étudiant à découvrir ces affections, toutes les fois qu'elles sont, nous nous préparons, par cela même, à savoir constater avec assurance les cas dans lesquels elles ne sont pas, quels que soient aussi les troubles fonctionnels qui semblent nous en annoncer formellement l'existence; et que de fois ce diagnostic négatif n'exige-t-il pas, pour le moins, autant d'habitude qu'un diagnostic affirmatif! On devine que je veux parler ici des palpitations nerveuses, et en particulier de la chlorose, maladie insidieuse par ses manifestations symptomatologiques, et qui, entre autres formes, revêt souvent, aux yeux des praticiens peu exercés, celle des maladies organiques du centre circulatoire. Citerai-je, à ce propos, un de nos pharmaciens distingués de Paris, qui, se croyant, sur le dire d'un médecin, affecté d'une lésion organique du cœur, rapportait à cette cause des palpitations assez fréquentes, des douleurs dans la région précordiale et ailleurs, des étouffements, etc., et chez lequel tous ces symptômes ont, depuis près de deux ans, disparu sans retour, parce que je l'ai engagé à ne les combattre qu'au moyen de quelques antispasmodiques, ou plutôt parce que je lui ai démontré, et que j'ai été assez heureux pour lui faire bien comprendre, que sa lésion organique était purement illusoire? Citerai-je une de nos chlorotiques, reçue dans notre service, au n° 4 de la salle Sainte-Madeleine, et venue à Paris tout exprès pour s'y faire soigner d'une hypertrophie du cœur qui n'existait pas, et contre laquelle les principaux médecins d'une de nos villes du Nord avaient épuisé toutes les ressources de la médication antiphlogistique, toutes les combinaisons pharmaceutiques de la digitale ?

Je ne saurais dire de combien de faits analogues je pourrais étayer cette démonstration. Je n'exagère pas en affirmant que, pendant mes deux années d'exercice, il ne s'est pas écoulé peut-être une semaine où je n'aie reçu dans nos salles plusieurs de ces malheureuses victimes de l'erreur de diagnostic dont nous parlons. Dirai-je même que si, le plus souvent, de simples cas de chlorose nous furent ainsi adressés comme maladies du cœur, quelquefois aussi, par suite d'une méprise inverse, j'ai vu, chose plus étonnante, de véritables maladies organiques du cœur, bien graves et déjà même bien avancées, nous être envoyées pour des chloroses ?

Et c'est quand de pareilles erreurs se renouvellent tous les jours, quand on donne du fer dans des cas qui réclament les émissions sanguines et la digitale, quand on saigne, au contraire, alors qu'il faudrait refaire le sang, que l'on vient nous demander à quoi bon nos études précises et nos recherches minutieuses sur des questions si fécondes en méprises non moins honteuses pour le médecin que préjudiciables au malade! Et ce sont ceux-là même qui s'égarent de la sorte qui viennent nous reprocher de vouloir jeter ainsi un excès de lumière, une clarté superflue, sur le terrain qu'ils parcourent en aveugles!

Du reste, je crois en avoir dit assez maintenant pour que leur objection se trouve réduite à sa juste valeur. Je crois avoir suffisamment démontré que si, en présence de certaines lésions organiques du cœur, nous sommes tous, il est vrai, et serons toujours également impuissants, il n'est pas moins incontestable qu'en dehors de ces tristes circonstances, il est encore plus d'une palme thérapeutique à cueillir, plus d'un succès pratique à atteindre, et que cette part est assez large pour nous payer dignement des peines et des efforts qu'elle nous aura coûtés. Heureux, pour mon compte, si j'ai pu, dans ce mémoire, répandre quelque jour sur des questions éminemment cliniques, et surtout stimuler le zèle de nos jeunes praticiens pour des études diagnostiques qui constituent, à mon avis, l'une des plus belles parties de notre art!

FIN.

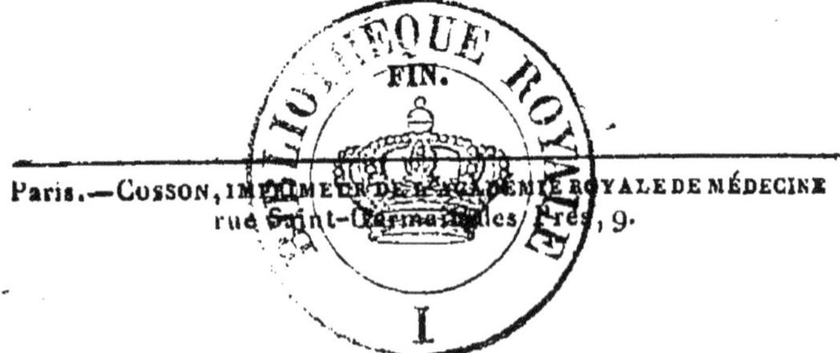

Paris.—Cosson, imprimeur de l'Académie royale de médecine rue Saint-Germain-des-Prés, 9.

43

TABLEAU SYNOPTIQUE DES BRUITS DU CŒUR,

D'après le Traité de M. le professeur BOUILLAUD, par le docteur FÉLIX ANDRY, chef de clinique.

BIBLIOTHÈQUE ROYALE

BRUITS DU CŒUR	Normaux			Tic-tac, c'est-à-dire deux bruits, le premier un peu plus sourd et plus long, isochrone au pouls, et, par conséquent, à la systole ventriculaire ; le deuxième plus clair et plus court ; entre eux un silence très court, puis après le second un silence plus long. Le premier s'entend à son maximum au-dessous et un peu en dehors du sein (orifice auriculo-ventriculaire gauche) ; le deuxième au-dessus et en dedans du sein (orifice aortique) (1).
	Sus-normaux	Plus clairs		Pas d'indications cliniques bien précises. — Amincissement des parois. — Dilatation des cavités. — Maigreur. — Estomac distendu par des gaz.
		Plus forts (*bien frappés*)		Hypertrophie du cœur (2). — Circulation accélérée par une cause quelconque.
	Sous-normaux	Moins clairs / Moins forts	(*sourds, enroués, voilés*)	Endocardite commençante. — Caillots dans le cœur. — Parois plus épaisses et cavités plus étroites. — Hydropéricarde — Atrophie du cœur. — Embonpoint. — Interposition d'une lame de poumon. — Demi-syncope.
		Nuls		Hydropéricarde considérable. — État syncopal.
	Modifiés	Dans leur siége		Déplacements du cœur congéniaux ou acquis.
		Dans leur timbre (*secs, parcheminés*)		Épaississement des valvules sans déformation.
		Dans leur rhythme (intermittens, irréguliers)		Palpitations nerveuses. — Souvent lésion organique, mais alors d'autres signes (3).
		Dans leur nombre (3 ou 4 bruits au lieu de 2)		Lésion des orifices gauches, surtout auriculo-ventriculaire. — Quelquefois hypertrophie de l'oreillette gauche (4).
	Remplacés par	Souffle	Au premier temps	(Léger, borné à l'orifice aortique) chlorose (5). (Plus rude, plus étendu) lésions valvulaires. — Caillots. — Étroitesse congéniale ou acquise de l'orifice aortique, bien que les valvules sigmoïdes soient saines, ce qui coïncide, en général, avec l'hypertrophie ou dilatation du ventricule gauche ; le souffle alors est *filé*.
			Au second temps / Aux deux temps	Lésions valvulaires. — Caillots. — Communication anormale entre les cavités droites et gauches. — Adhérence des valvules à la paroi voisine du cœur. — Dilatation d'un orifice pour lequel dès-lors les valvules sont insuffisantes (6-7).
		Bruit de râpe / Bruit de lime / Bruit de scie / Piaulement, jappement, etc.		Lésions organiques des valvules ou des orifices (8-9).
	Accompagnés par	Tintement auriculo-métallique (10)		Quelquefois hypertrophie. — Accélération des battements.
		Frôlement ou froissement / Râpement / Bruit de cuir neuf		Péricardite avec fausses membranes plus ou moins rugueuses, adhérentes, etc. (11).

1841

2332/b.

NOTES.

(1) Dans la production de ces bruits quatre causes : 1° choc du cœur contre la paroi pectorale ; 2° glissement contre le péricarde ; 3° passage du sang à travers les cavités ; 4° abaissement et redressement des valvules. Cette dernière cause est tellement prédominante qu'elle neutralise les trois autres. Dans l'hypertrophie même la première peut ne s'exprimer que par un bruit de choc n'empêchant pas de distinguer le claquement valvulaire. Cette percussion de la pointe du cœur se fait sentir normalement à quatre centimètres environ au-dessous du sein et un peu en dedans, entre les cinquième et sixième côtes (cinquième espace intercostal). La matité précordiale est de quatre à six centimètres carrément.

(2) L'hypertrophie considérable sans lésions valvulaires est très rare.

(3) L'intermittence dans les névroses est en général assez régulière, à moins d'émotions vives ; dans les lésions organiques en général irrégulière. L'intermittence est ou *vraie (arrêt* ou *hésitation* du cœur) quand la systole est nulle ; ou *fausse* quand la systole est seulement plus faible. Le pouls artériel manque dans les deux cas. Quelquefois il y a *faux pas* du cœur quand le ventricule, incomplétement rempli par suite de rétrécissement auriculo-ventriculaire, bat presque à vide ; quelquefois *ataxie* ou *folie* du cœur quand les battements sont inégaux entre eux pour la force et à intervalles inégaux aussi ; quelquefois, pour une seule systole, il y a deux et même trois diastoles, et *vice versa*.

(4) Le triple bruit, ou *bruit de rappel*, s'explique en supposant ou bien que le ventricule se contracte à deux reprises sur la colonne sanguine incomplétement chassée, ou bien que peut-être l'oreillette hypertrophiée se contracte avec assez de force pour que la colonne sanguine produise un bruit en traversant l'orifice auriculo-ventriculaire, ou bien enfin qu'il y a dérangement dans le synchronisme des quatre bruits qui, normalement, ne se font entendre que deux par deux. Ces hypothèses sont aussi applicables au quadruple bruit.

(5) Ce souffle s'explique jusqu'à un certain point, ou par le frottement de la colonne sanguine contre l'orifice aortique, le frottement exercé par un liquide étant en raison inverse de sa densité, ou mieux, par une sorte de spasme de l'aorte. Ce souffle chlorotique *accompagne* souvent le bruit valvulaire plutôt qu'il ne le *remplace*. Dans des cas de chlorose au plus haut degré, il y a quelquefois sifflement musical au cœur. Quand il y a coexistence de chlorose et de lésion organique, le souffle tend à être sibilant.

(6) Quel que soit le temps auquel corresponde le souffle, comment distinguer l'orifice malade ? Par l'appréciation du siége qu'occupe le maximum du souffle, soit à droite du sein (orifice aortique), soit à gauche (orifice auriculo-ventriculaire), et par l'auscultation des carotides, dans lesquelles la propagation de ce souffle est tantôt distincte (lésion aortique), et tantôt nulle (lésion auriculo-ventriculaire).

(6 *bis*) Les lésions du cœur droit sont bien plus rares que celles du gauche ; celles de l'orifice aortique plus rares que celles de l'auriculo-ventriculaire, excepté chez les vieillards, chez qui d'autres artères sont souvent malades en même temps.

(7) Quand un souffle ou autre bruit anormal se fait entendre aux deux temps, cette duplicité est ou réelle ou seulement apparente, suivant qu'il y a deux orifices malades ou un seul. On en fait la distinction en éloignant l'oreille de la région précordiale.

(8) Ces bruits anormaux, de même que les souffles, supposent un excès de frottement et par conséquent une issue du sang plus rapide que normalement. Donc il peut y avoir 1° souffle (au premier temps) sans lésion organique, si la circulation est très rapide ; 2° lésion organique sans souffle ni bruit anormal, si la circulation est très lente.

(9) Les lésions organiques sont d'ailleurs caractérisées par d'autres signes ; ainsi : voussure, matité agrandie, pointe du cœur déplacée, battements étendus, frémissement vibratoire (il y a des cas inexpliqués jusqu'ici de frémissement cataire au cœur sans lésion organique), dilatation des jugulaires, œdème des extrémités, etc.

(10) En général il ne s'entend que dans la systole ; quelquefois cependant, mais par exception très rare, il est double. Ce signe est de peu de valeur quand il existe seul.

(11) Ces trois variétés de bruit de frottement péricardique s'entendent en général pendant les deux temps, mais surtout pendant le premier. Quelquefois ces bruits sont assez forts pour masquer les bruits valvulaires ou même les bruits anormaux du cœur. Le plus souvent ils s'en distinguent aisément parce qu'ils sont plus superficiels, plus voisins de l'oreille. On a donné le souffle comme possible dans la péricardite ; il n'est pas démontré que ce signe puisse exister dans la péricardite *seule*.

A Paris, chez Germer Baillière. IMP. DE MOQUET ET COMP., RUE DE LA HARPE, 90.

www.ingramcontent.com/pod-product-compliance
Ingram Content Group UK Ltd.
Pitfield, Milton Keynes, MK11 3LW, UK
UKHW012200240726
13966UKWH00002B/468